Special

病院と地域を“看護”がつなぐ

ナースだからこそ
できること

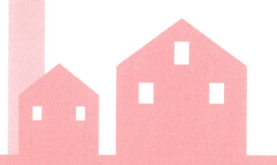

角田直枝

日本看護協会出版会

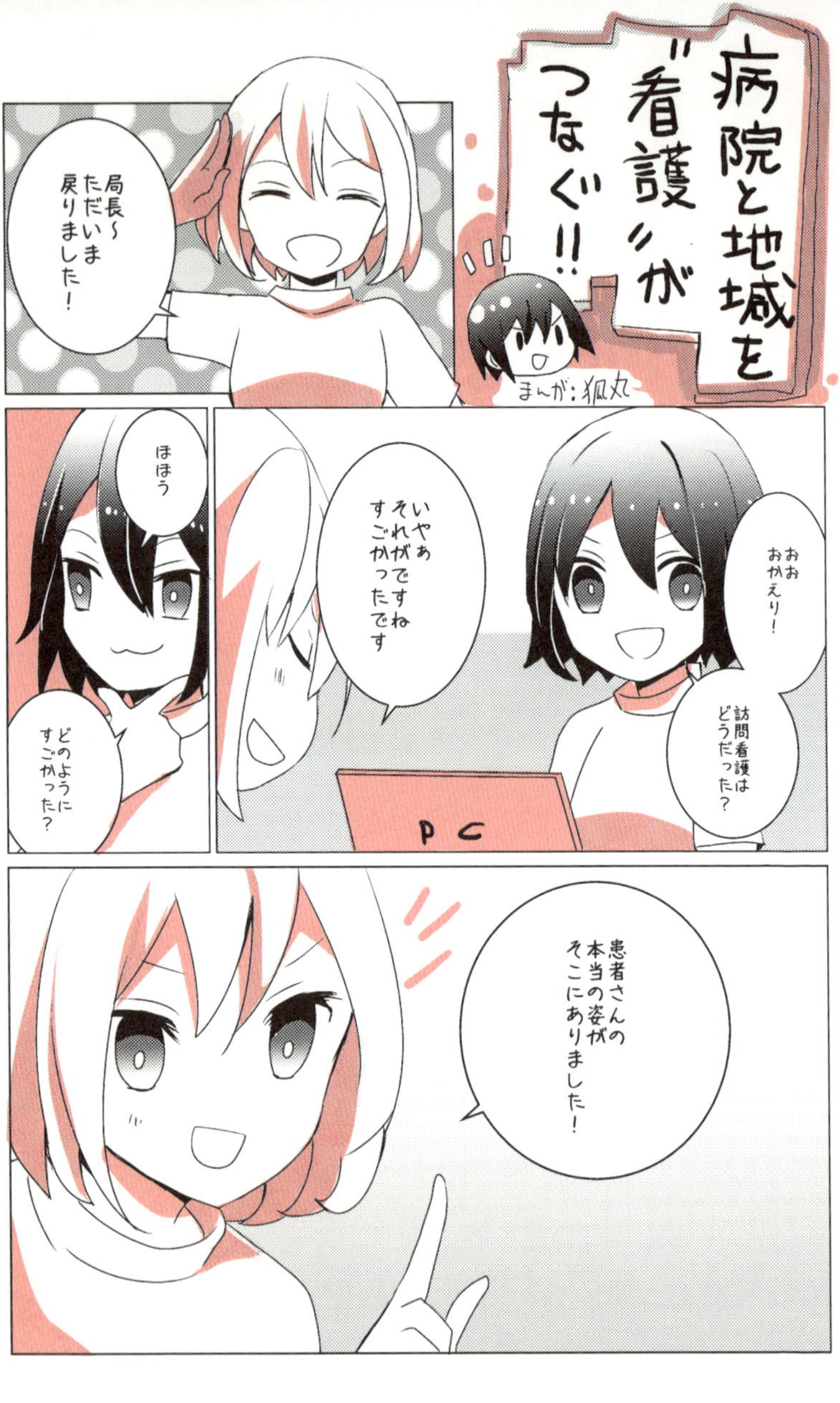
病院と地域を“看護”がつなぐ!!
まんが：狐丸
局長〜ただいま戻りました！
おおおかえり！
訪問看護はどうだった？
いやぁそれがですねすごかったです
ほほう
どのようにすごかった？
患者さんの本当の姿がそこにありました！
PC

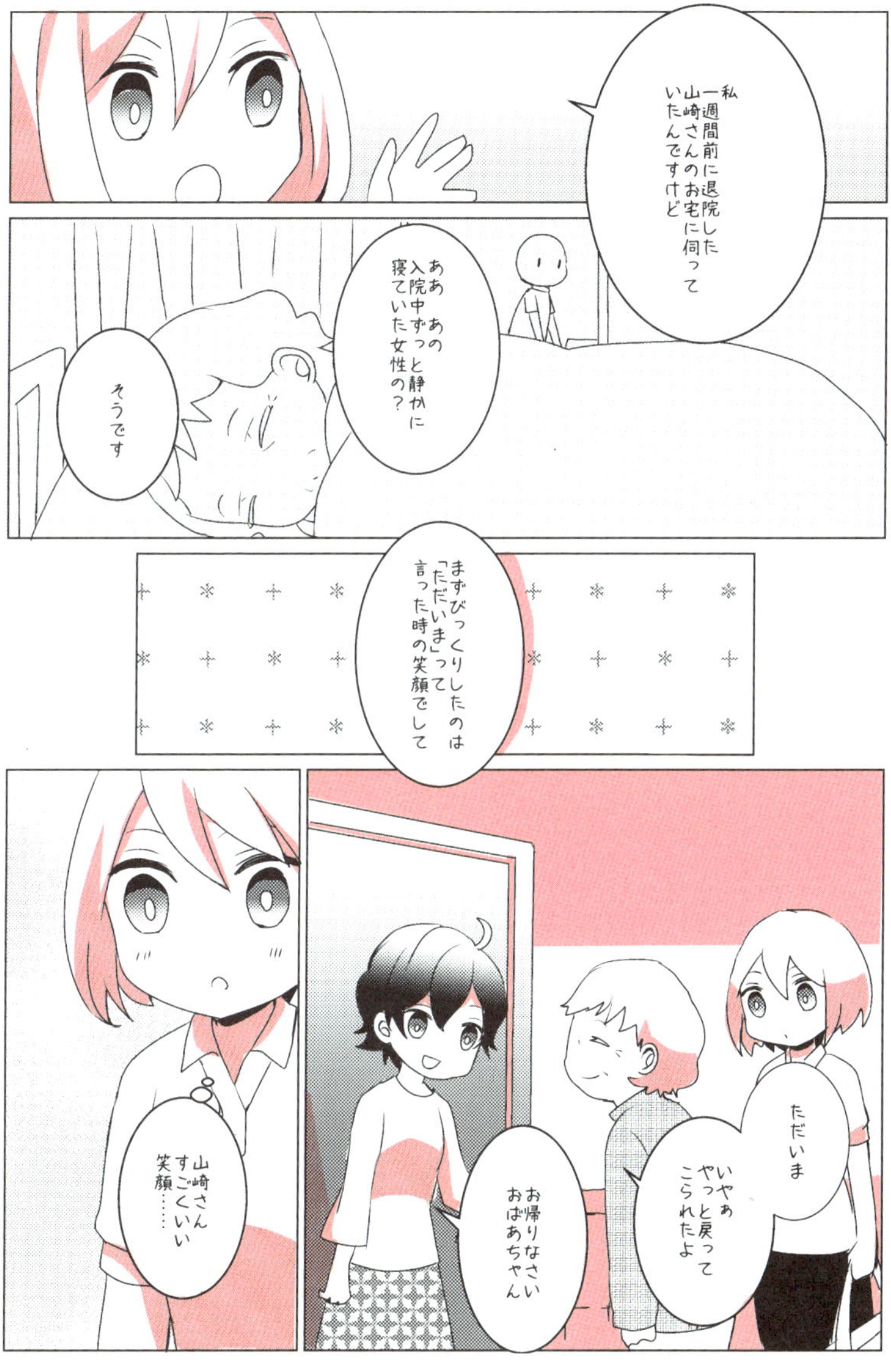
私
一週間前に退院した
山崎さんのお宅に伺って
いたんですけど
ああ　あの
入院中ずっと静かに
寝ていた女性の？
そうです
まずびっくりしたのは
「ただいま」って
言った時の笑顔でして
ただいま
いやぁ
やっと戻って
こられたよ
お帰りなさい
おばあちゃん
山崎さん
すごくいい
笑顔……

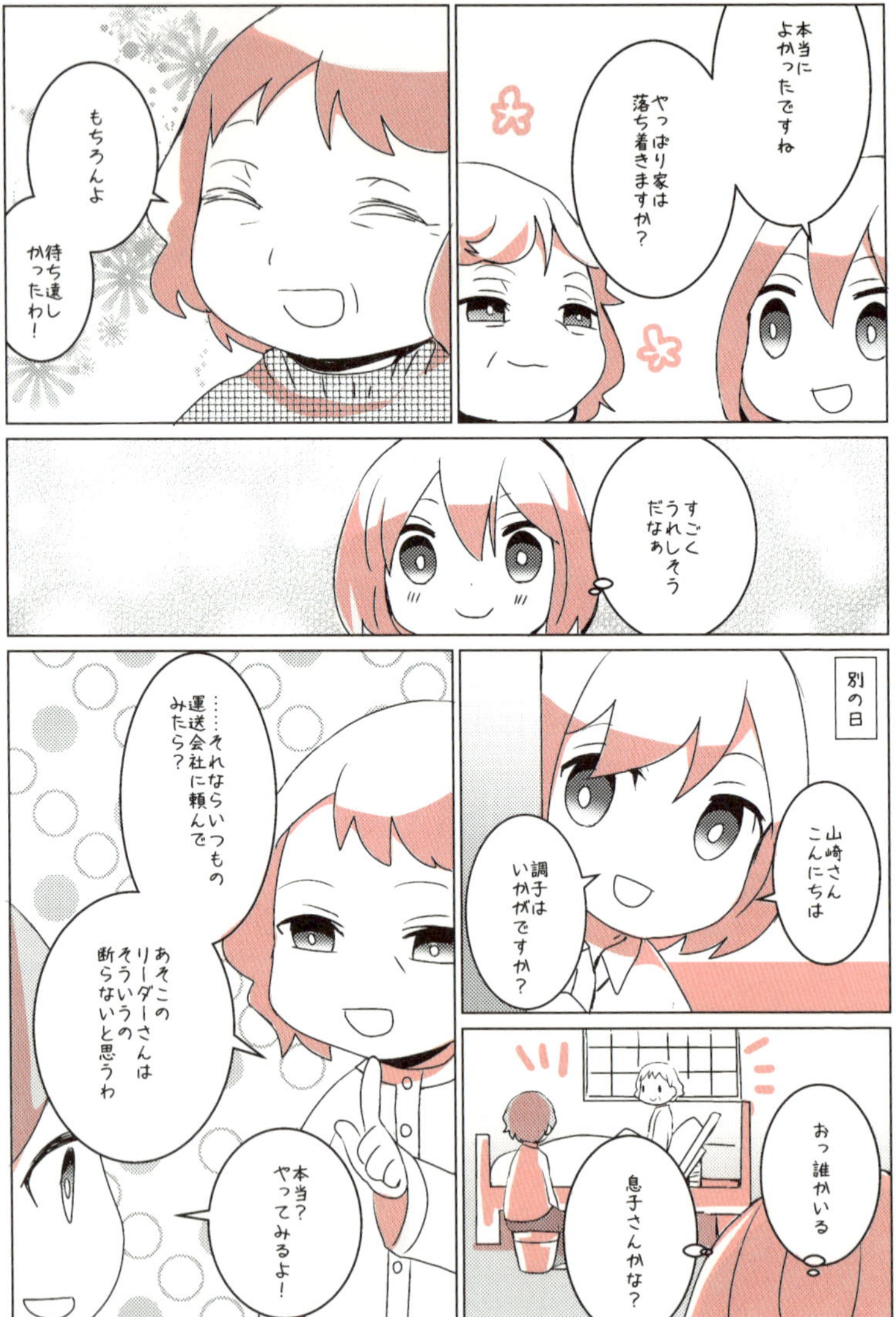
本当によかったですね
やっぱり家は落ち着きますか?
もちろんよ
待ち遠しかったわ!
すごくうれしそうだなぁ
別の日
山崎さんこんにちは
調子はいかがですか?
おっ誰かいる
息子さんかな?
……それならいつもの運送会社に頼んでみたら?
あそこのリーダーさんはそういうの断らないと思うわ
本当?やってみるよ!

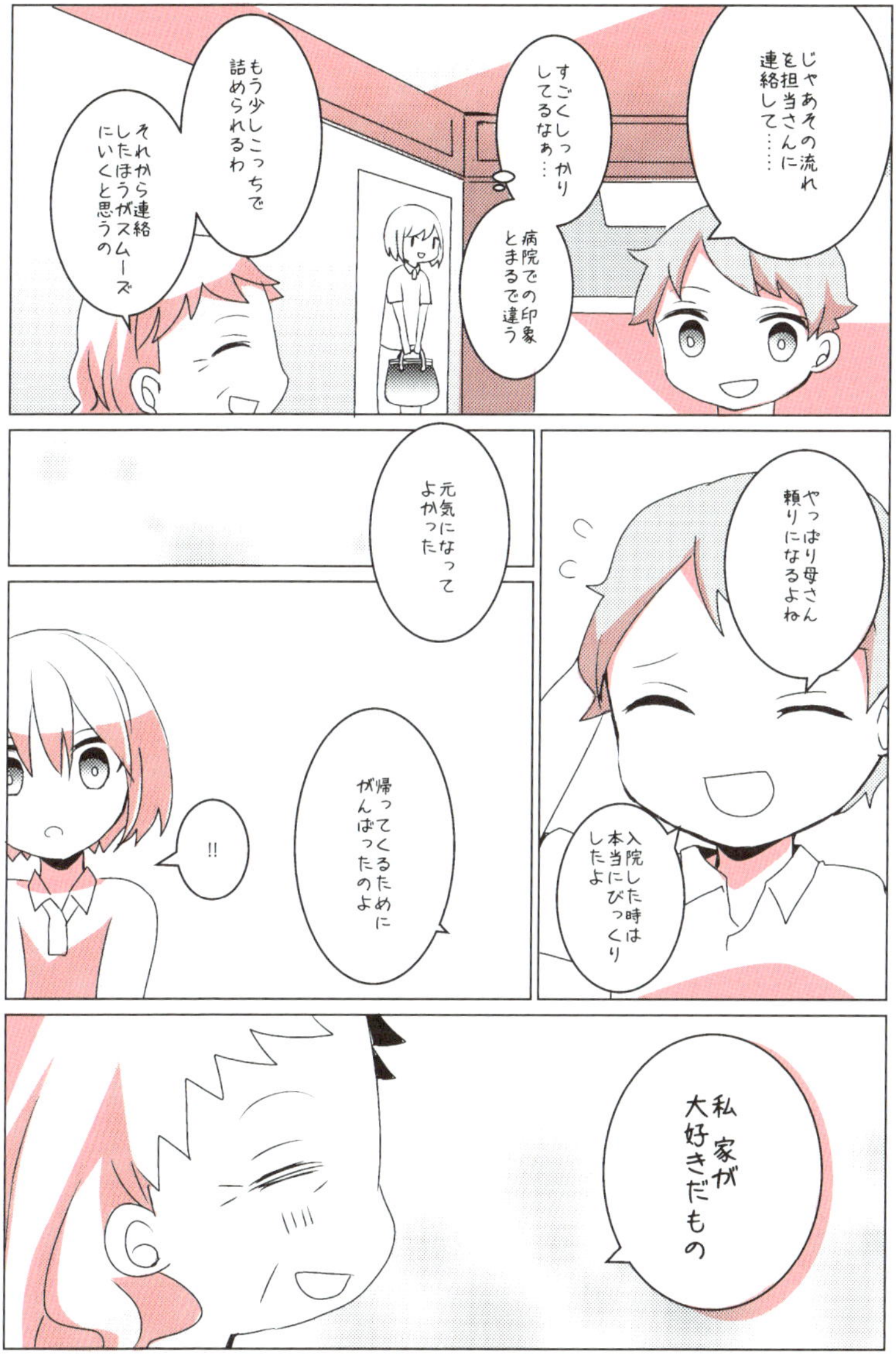
じゃあその流れを担当さんに連絡して……
すごくしっかりしてるなぁ…
病院での印象とまるで違う
もう少しこっちで詰められるわ
それから連絡したほうがスムーズにいくと思うの
やっぱり母さん頼りになるよね
元気になってよかった
入院した時は本当にびっくりしたよ
帰ってくるためにがんばったのよ
!!
私 家が大好きだもの

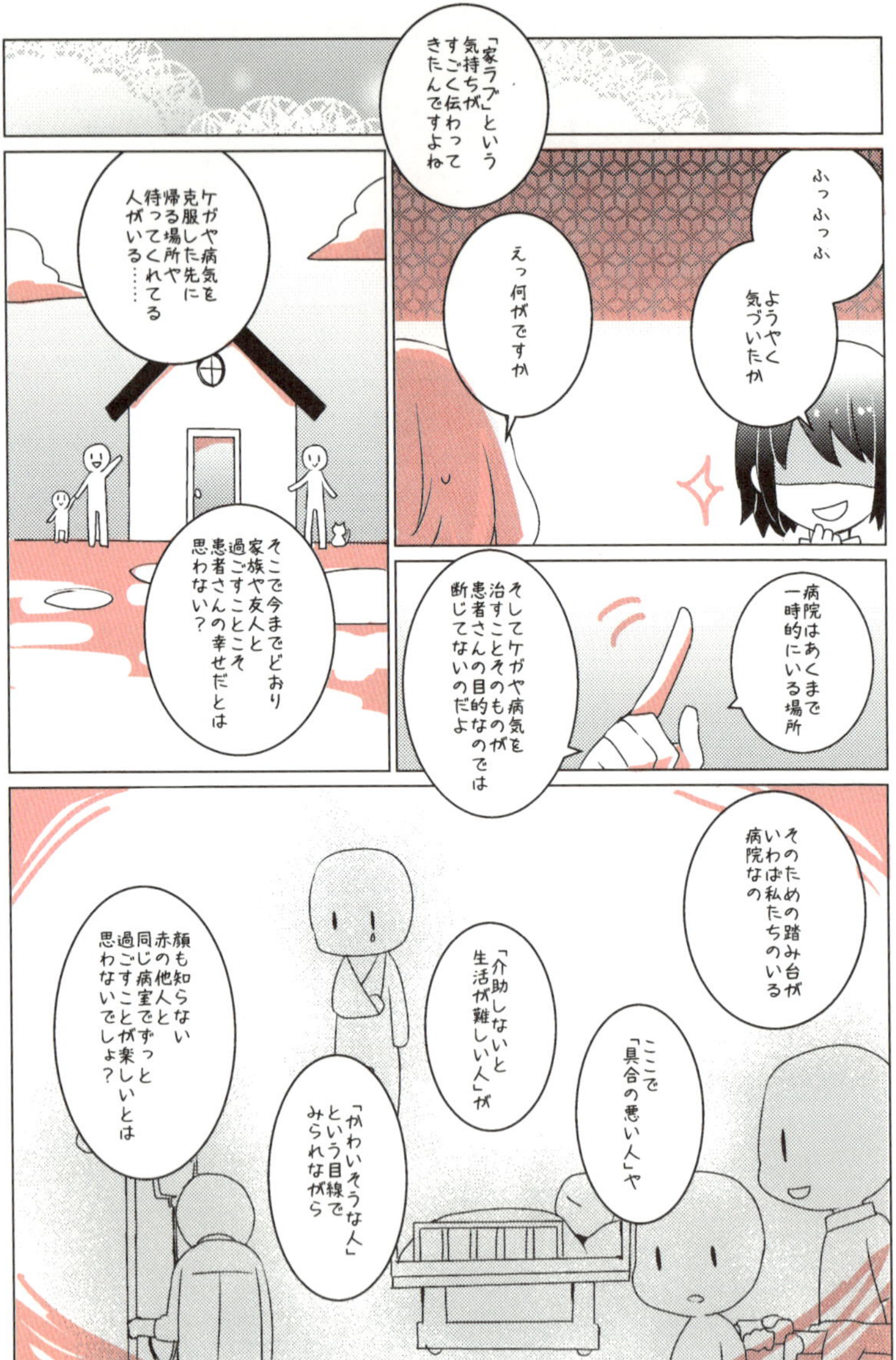
「家ラブ」という気持ちがすごく伝わってきたんですよね
ふっふっふ
ようやく気づいたか
えっ何がですか
病院はあくまで一時的にいる場所
そしてケガや病気を治すことそのものが患者さんの目的なのでは断じてないのだよ
ケガや病気を克服した先に帰る場所や待ってくれてる人がいる……
そこで今までどおり家族や友人と過ごすことこそ患者さんの幸せだとは思わない？
そのための踏み台がいわば私たちのいる病院なの
ここで「具合の悪い人」や
「介助しないと生活が難しい人」が
「かわいそうな人」という目線でみられながら
顔も知らない赤の他人と同じ病室でずっと過ごすことが楽しいとは思わないでしょ？

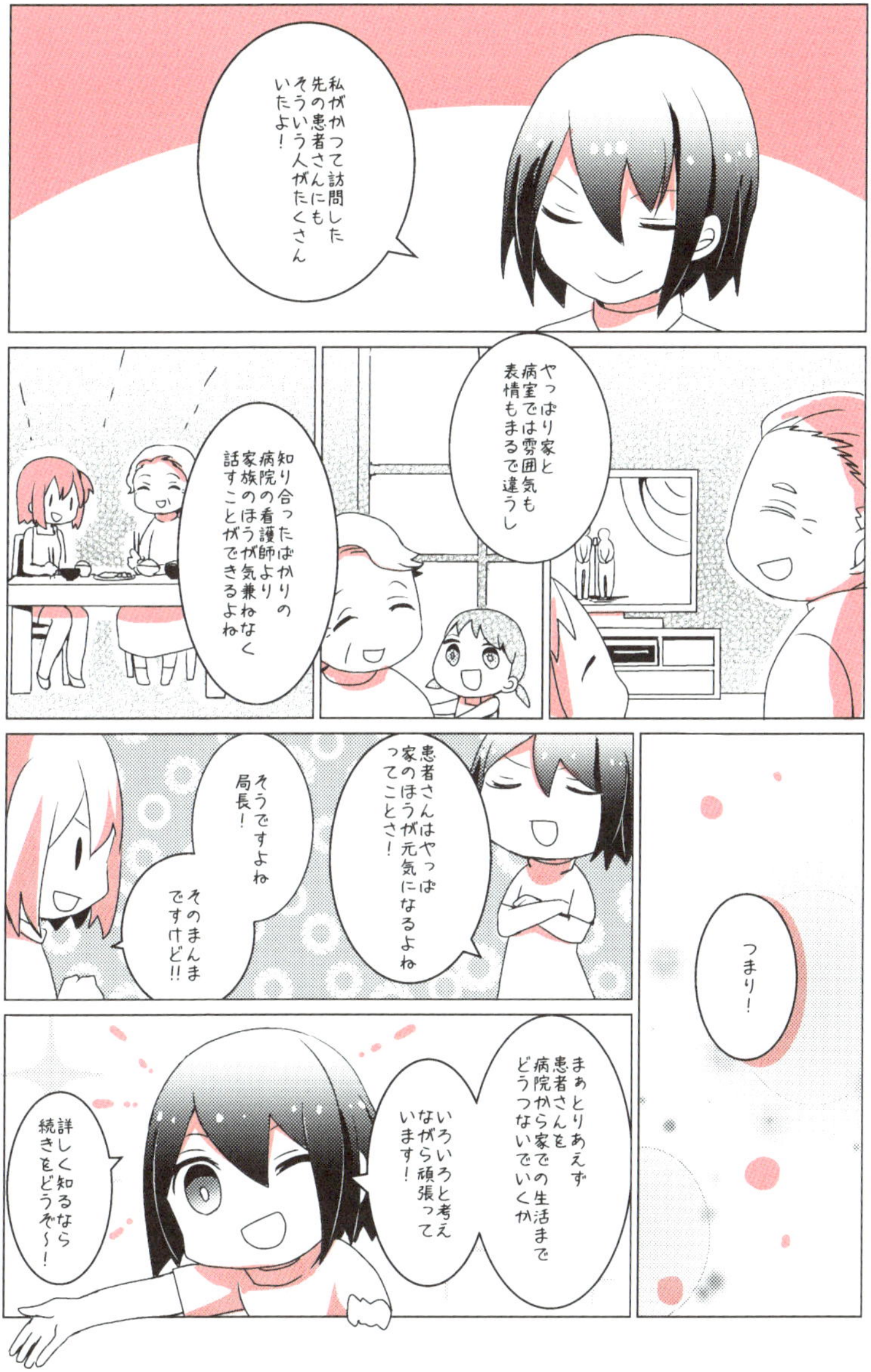
私がかつて訪問した先の患者さんにもそういう人がたくさんいたよ！
やっぱり家と病室では雰囲気も表情もまるで違うし
知り合ったばかりの病院の看護師より家族のほうが気兼ねなく話すことができるよね
患者さんはやっぱ家のほうが元気になるよねってことさ！
そうですよね局長！
そのまんまですけど!!
つまり！
まぁとりあえず患者さんを病院から家での生活までどうつないでいくか
いろいろと考えながら頑張っています！
詳しく知るなら続きをどうぞ～！

私の看護師としての人生は、病院と訪問看護を行ったり来たりでした。

新卒で病院に就職し、外科・整形外科・脳外科の混合病棟に配属されました。当時は、がん告知や疼痛緩和が今のように進んでいなかったので、私はがん患者さんを受け持つときに、何もできない自分が情けなく、辛く……。でも、骨折や脳卒中の患者さんがリハビリによって、どんどんよくなっていく看護に魅力を感じていました。

しかし、がん患者さんとの接点が増えるにつれ、診断された時点から命に向き合い、一日一日を大切に生きる姿に、関心をもつようになりました。そして、がん患者さんは病気の軌跡の中で、在宅と病院を行き来し、自分らしくいられる自宅での暮らしに価値を置いていることにも気づくようになりました。それと同時に、「自分も訪問看護をしてみたい」という気持ちが強くなっていきました。


そこから、私の病院と在宅看護の往復が始まりました。「がん看護を学びたい」と思って、病棟勤務をしながら大学院に進学し、修了とともにかねてからの希望であった同じ法人内の訪問看護ステーションに異動になりました。訪問看護ステーションでは新規開設にも携わり、たくさんの在宅療養者との出会い、ときに別れも経験しました。ちょうど時代は介護保険制度の施行のころ、ケアマネジャーとしても業務を行い、地域ケアの関係者ともたくさんのつながりができました。そのあと、異動により病院に戻ったのもつかのま、次の仕事として訪問看護認定看護師の教育に関わりました。

さて、２０１０年4月、私は現在の茨城県立中央病院に看護局長として就職することになりました。県立病院の看護局長とは、どんな仕事でしょうか。県立病院と言っても、その都道府県の背景によって、設置数や位置づけが異なります。数も、ひとつの県に数施設しかないところがあれば、10病院以上あるところまでありますし、病床数や職員数など病院の規模も違います。そして、急性期を担う病院もあれば、回復期リハビリテーションのように慢性期の医療を行う病院もあります。また、精神や小児などに特化した県立病院もあります。

これらの違いがあったとしても共通な特徴は「県立病院であれば、その県の医療に責任がある、つまり地域医療の重要な要素だ」と私は考えています。民間の病院には取り組みにくい事業に携わることができるとも言えるでしょう。

自治体の要請で行われる採算が取りにくい医療の中には「政策医療」と呼ばれるものがあります。これらは逆から見れば、自治体に向けて予算を引き出して、新たな事業に取り組めるのですから、「創造的な仕事ができるのも県立病院の特徴だ」と考えます。

さらに、当院のような５００床規模で急性期医療を提供していれば、多くの患者さんがいますし、看護学生も多数実習に来ます。もちろん、訪問看護師やケアマネジャー、保健師など関係者と出会う機会も多くあります。「県立病院の看護局長なら、看護管理者でありながら、患者さんや家族に看護の実践者として関われ、学生や地域の関係者など、広く教育や協働・連携を進めることができる」と考えはじめ、そんなときに看護局長に誘われたのでした。

ところが、局長として就任した当時の当院の看護を取り巻く状況は、「看護の魅力」に気づきにくくなっていました。急性期病院では、平均在院日数が10~12日のことも多く、その期間中で重症病棟と一般病棟を患者さんは移動します。この状況は、交代勤務をしている看護師から見れば、患者さんをよく理解しないまま、あっという間に退院していくように感じます。

そして、病院は以前より医療安全が重視され、患者さんの自律の尊重よりも「安全」を優先しなければならない場面が増えています。また、質の高い医療を目指し、近年は専門チームによる関わりが診療報酬で評価されるようになり、その結果、病院内を横断的に動くチームや職員が増え、その影響として患者さんの全体像をとらえるのが難しくなったともいえると思います。特に、「患者さんはどのように生きていきたいか」といった、〝その人なり〟の医療に対する願いや希望をとらえるのが難しくなりました。

２０１９年、「患者さんや家族がどのように生きていきたい、暮らしていきたいという希望」について非常に注目されました。アドバンス・ケア・プランニング（ＡＣＰ）を推進する国の動きが進んだからです。病院の中には、ＡＣＰシートやそれを作成するプロセスの構築に着手しはじめたところがあると聞きます。しかし、ＡＣＰにまず必要なことは「患者さんや家族の暮らしへの関心だ」と私は考えます。病院という人工的で日常生活とかけ離れた環境では、患者さんは自分の希望を言葉にすることに不自由さを感じています。

患者さんの生き方や暮らしへの願いに沿った医療の実現には、「患者さんの日常」を知る必要があります。そこで、私は「患者さんの暮らしを支える看護師こそが、病院と地域の両方を知らなければならない」と考えています。なんと言っても看護師は１７０万人もいます。病院にも地域にもいます。だから、私自身がかつて訪問看護に同行して患者さんの〝本来の姿〟を知ったように、そして、私自身のキャリアが病院と地域を行き来したように、私は「病院と地域を看護でつなげよう」と思いました。

本書には、私が当院に着任して10年でやってきた取り組みや、それを実行するためのコツ・ヒントを集めました。これらが、看護のつながりを進めようとする皆さんのお役に立てればうれしく思います。

２０１９年９月　**角田　直枝**

もくじ

第3章 連携の大切さ、覚え書きあれこれ

【著者紹介】

角田 直枝（かくた・なおえ）

茨城県立中央病院・茨城県地域がんセンター看護局長

がん看護専門看護師

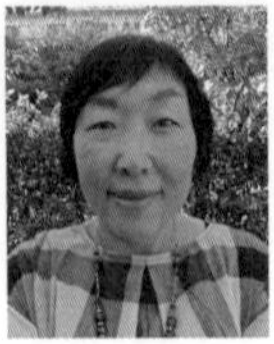

1987年筑波大学医療技術短期大学部看護学科卒業後、筑波メディカルセンター病院に入職し、病棟勤務。その後、筑波メディカルセンター訪問看護ステーションいしげ管理者を務め、2002年筑波メディカルセンター病院副看護部長に就任。2005年より日本訪問看護振興財団にて認定看護師教育課程訪問看護学科主任教員、2007年には同財団事業部長を務め、2010年より現職。『訪問看護師は〝所長〟で育つ！』（日本看護協会出版会）、『イラストでわかる 元気になる看護管理』（中央法規出版）など著書多数。

【おことわり】

本書第1章～第3章は、月刊『コミュニティケア』（日本看護協会出版会）2011年7月号から連載中のエッセー「角田直枝の 病院と地域を〝看護〟がつなぐ」の1回目から100回目までのうち、病院看護師に向けた内容のものを中心に52編をまとめたものです。原則として連載当時のまま再録していますが、一部、表現を変更しているところがあります。初出月号は各編の末尾に記載しています。

第1章

看護管理者の機能を考える

最初の電話で、さっそく怒られた!?

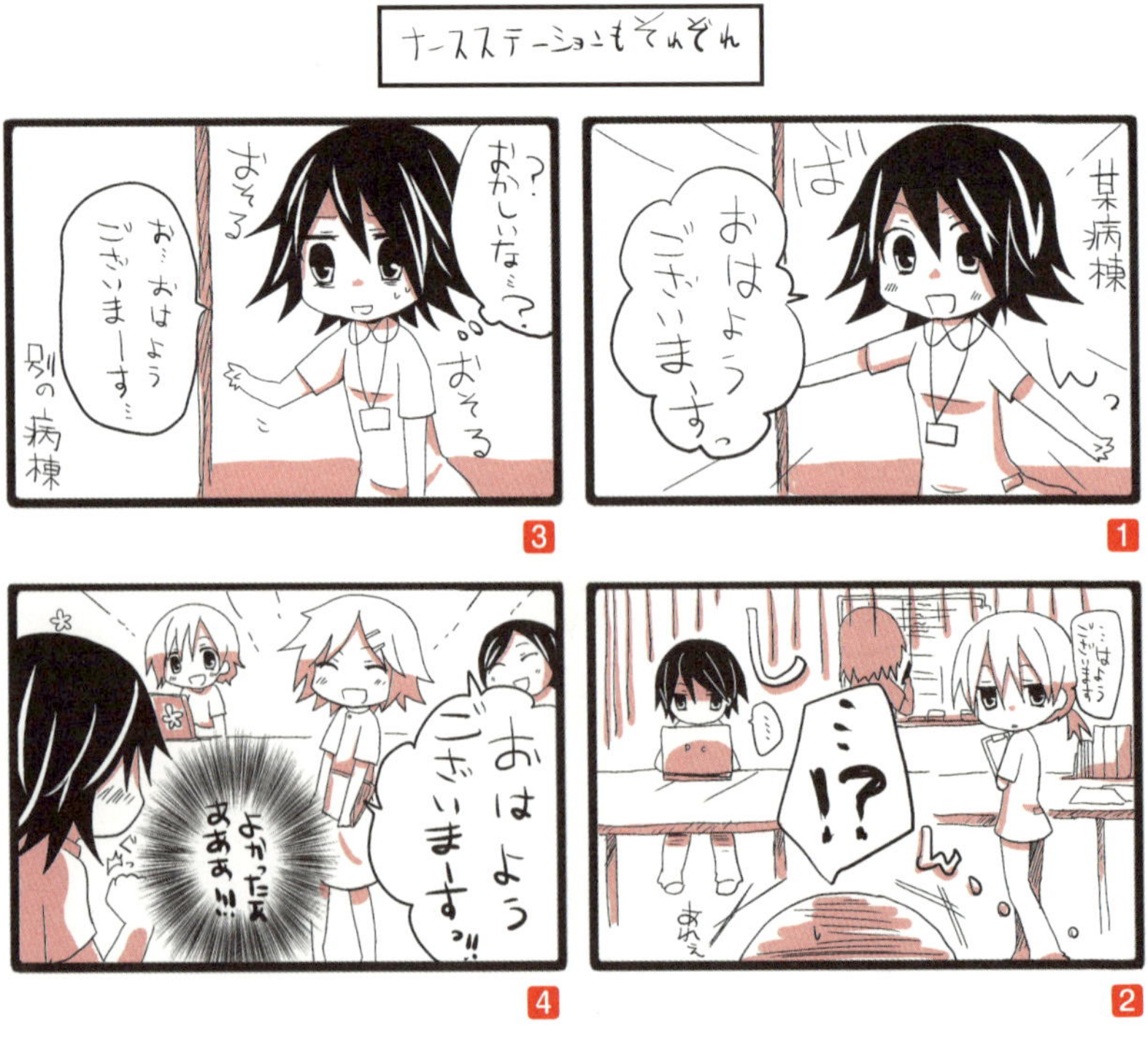

ナースステーションもそれぞれ
某病棟
ばっ
おはようございまーすっ
んっ
し
…
こ!?
ん。。
あれぇ
おかしいな??
おそる
おそる
お…おはようございまーす…
別の病棟
おはようございまーすっ!!
よかったああ!!!
ぐっ

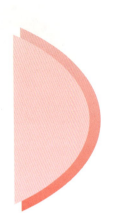

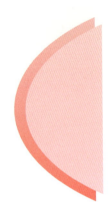

〝病院〟と〝地域〟をつなぎたくて

２０１０年4月、私は茨城県立中央病院の看護局長に着任しました。訪問看護ステーション管理者の経験をもって病院の看護部門のトップになるケースは稀だと思います。自分自身が〝病院〟と〝地域〟をつなぎたくて、この職場を選びました。

せっかくなので、茨城県立中央病院の説明から。５００床で、都道府県がん診療連携拠点病院・災害拠点病院といった役割があり、しかも着任した２０１０年には救急センターの開設が予定されていました。さらに、２０１１年4月には循環器センターも開設予定でした。いずれもすでに開設し、地域医療での幅広い機能が期待されています。看護局の職員数は約４００人。訪問看護ステーションと違い、大所帯の職場です。

本連載では、私自身が病院と地域のつなぎ役として、日々感じたり、行動したことを書いていこうと思います。ときに、その違いにびっくりしたり、やっぱり同じじゃないかと笑ったり……、茨城県笠間市から発信していきたいと思います。皆さん、笠間市の名前も一緒に覚えてくださいね！

ほろ苦い看護局長としてのスタート

さて、振り返ればもう1年。着任して最初の週にしたことは、病院のまわりの訪問看護ステーションに電話をしたこと。だって、病院の患者さんがいつもお世話になっているのだし、これからもお願いしたいことが山ほどあったから。

一緒に事例検討会もしたいし、病院看護師を訪問看護体験研修にも出したいし、潜在看護師の方がステーションに再就職するときなど病院で技術研修を協力したいし、それから、それから……と思いは膨らんで、電話をかけ始めました。

ところが、あるステーション（仮名：爆弾ステーション）に電話したところ、とんでもない展開に！　まず、自分の所属と名前を名乗り、相手先の都合を尋ねました。最初から、だいぶ不機嫌そうな声と言葉……。でも、勇気を出して日ごろのお礼を述べ、「これからも連携していきたいと思います。よろしくお願いいたします」と言ったのに、返ってきた言葉は「そんなことより自分の病院の中をしっかりやったほうがいいんじゃないの！」というつれない返事。そしてガチャン！　ああ、ショック……。

でも、他のステーションではとても優しい対応をしていただき、〝爆弾ステーション〟にショックを受けた分、「ここの所長さんはいい人だなあ」とありがたさ100倍でした。

実は、病院の中も同じ。新任の私が各病棟のナースステーションに「こんにちは」と訪ねたとき、元気な声で「こんにちは！」と返ってくるところと、もしかして邪魔だった？　なんて思ってしまうところも。看護師は〝ひと〟が好きな集団だと思っていたけれど、地域にも病院にも、やっぱり〝怖い人〟はいるんだな、と思った看護局長としてのスタートでした。

（2011年7月号）

「地域医療再生基金」を〝看護〟で活用!

効果は抜群だ!!

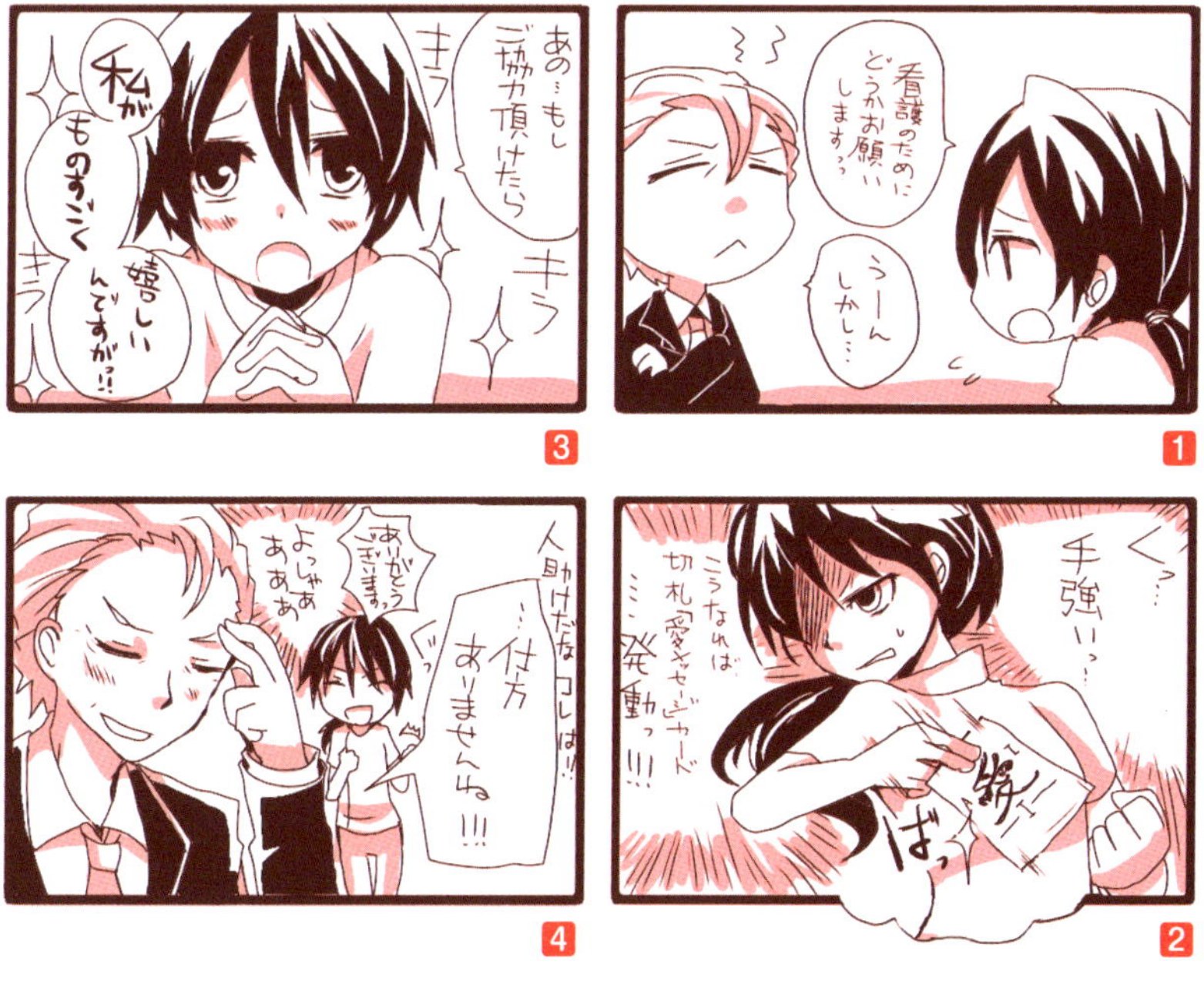
看護のためにどうかお願いしますっっ
うーん しかし…
くっ… 手強いっ…
こうなれば 切札「愛メッセージカード」…発動っ!!!
ばっ
あの…もし ご協力頂けたら
私が ものすごく 嬉しいんですがっ!!
キラ
キラ
…仕方ありませんね!!!
ぐっ
人助けだなコレは!!
ありがとうございますっ
よっしゃあああ

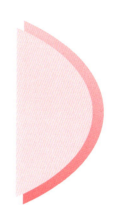

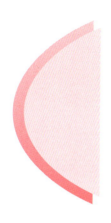

地域で〝健康〟を守るためのお金

皆さんは「地域医療再生基金」を知っていますか？　地域医療の再生のために国が都道府県にくれるお金のことです。ただし、細かく言えばきりがないくらい、いろいろな要件や制約があって、すぐに〝ゲット！〟できるわけではありません。

でも、予算総額2100億円、各県に15億円以上が配られる大きな事業なのです。皆さんの県では、どのくらい「地域医療再生基金」が取れていて、何に使われるのか、県看護協会や県庁の担当者に教えてもらうとよいのではないでしょうか。

私が勤務する茨城県は約83億円の事業に決定しました。県も費用の一部を負担しなければなりませんが、東日本大震災で2つの自治体立病院に非常に大きな損傷を受けて入院診療に長期の影響が出たので、再生するにはこれぐらい高額な費用が必要でした。もっと被災の大きかった東北3県は、事業最高額の120億円が計上されています。

震災による影響の大小はあるとはいえ、私たちはこの震災復興の動きの中で「自分の住む地域で健康を守って幸せに暮らすためにどうするか」を問われ続けているのです。ここで〝看護〟が役割を発揮しなくてはなりません。

〝看護の地域連携〟に予算が！

話を茨城県の地域医療再生基金に戻しましょう。この中には地域の医療機関の画像診断をITでネットワーク化する事業など〝医師〟による提案事業が明らかに多く含まれています。しかし「看護の地域連携」が患者さんの安心につながることは看護師の間では当然のこと。「看護の地域連携に何とかお金がもらえないか」と私は考え、さっそく行動！

訪問看護師でも利用者でもない茨城県庁の担当者に「看護の地域連携の大切さ」を説明するには工夫が必要ですね。皆さんも日ごろ、行政や上司とのやりとりで困っていることでしょう。では、そのポイント！

まずは「**仲よく**」。これは日ごろから大切にしたいですね。次に「**先行投資**」。小さなことでも〝感謝の言葉〟をたくさん伝えます。そして、私は遠方に講義に行ったとき、たまにおみやげをプレゼント。

それからタイミングをみて、現状をところどころつぶやき、話ができる機会を逃さない。その機会を得たら、図表やわかりやすい短めの解説文で説得。最後に「**これが叶えば私は嬉しい**」とI（愛）メッセージ。ちなみに、このIメッセージは〝人を動かすコツ〟ですから覚えておくとよいですよ。

その結果、「当院と地域の医療機関（もちろん訪問看護ステーション）が看護師を交換留学させ、さらに地域の看護師が当院に留学している間に認定看護師の学校に行くなら授業料も県が持つ」という豪華な新事業をつくることができました。予算は約3000万円。あとは認定看護師教育機関の入学試験に合格する人が現れれば……。誰か、本事業の第1号になってくれないかしら？

（2012年7月号）

よく似てる？"訪問看護管理者"と"看護局長"

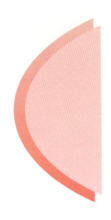

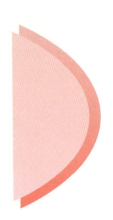

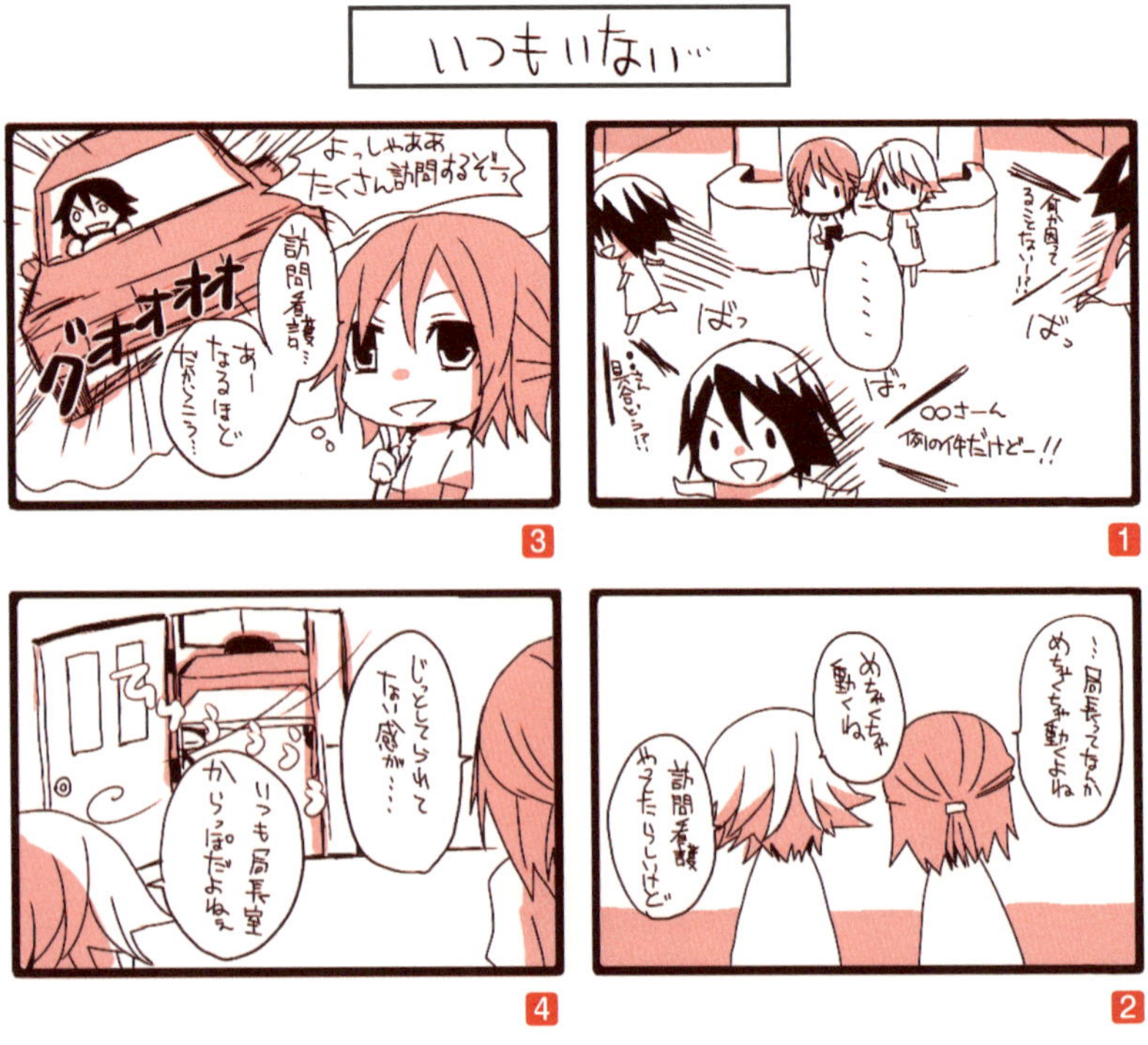
いつもいないッ
○○さーん 例の件だけどー!!
ばっ
…さん 具合どう?!
ばっ
何か困ってることないー!?
ばっ
……
…局長ってなんか めちゃくちゃ動くよね
めちゃくちゃ動くね
訪問看護 やってたらしいけど
よっしゃああ たくさん訪問するぞーっ
グオオオオ
訪問看護…
あー なるほど
じっとしてらんない感が…
いっつも局長室 からっぽだよねぇ

「看護局長」と「看護部長」

私は学会等のシンポジストに招かれることもあり、毎年たくさんの方にお会いします。すると「看護局長は看護部長と違うのですか？」とよく聞かれます。「いえいえ、同じです。病院の看護師の中で一番職位が高いのですから」と答えると、次に「では、患者さんへの直接ケアはしていないのですね」とよく言われます。さらに「それでは楽しくないでしょう」――こんな言葉が追加されることもあるのです。

きっと、看護部長の仕事は「患者さんのところには行かないで、いつも部長室にいたり、会議をハシゴしたりしている」と思われるのでしょう。しかも、楽しくなさそうに、怒って、しかめっ面をしている姿を想像されているのかも（笑）。

確かに患者さん以外の人と話している時間が長いのが私の毎日です。定期的な会議への出席、予定外の打ち合わせ、飛び込みの来客など。だから、患者さんのところに行けない日もたくさんあるのです。

しかし、「看護局長は患者の傍に行ってはいけない」というルールなどありません。私は最も裁量権がある看護師ですから、どの時間に、どこで患者さんと接するか、それを自分で管理できるかにかかっているということでしょう。

管理と実践のバランスで試行錯誤

多くの病院の院長は外来診療をしていらっ

しゃいます。当院の永井秀雄院長は外科医なので手術にも入ります。副院長もそれぞれ外来や専門の診療に携わっています。医師は管理職になっても専門家としての実践と、後輩への臨床教育から離れないことが多いように思います。

このように管理者である医師は管理と実践の〝二足のわらじ〟が当たり前なのに、病院の看護管理者は〝実践のわらじ〟を脱いでしまっていることが多くないでしょうか？

一方、訪問看護管理者は院長と同じように、管理と実践の二足のわらじです。そういう意味では、訪問看護管理者は病院長と同じ仕事のスタイルということで、より高度な管理をしているとも言えるのではないでしょうか。

さて、私は、患者さんの情報を自分のデスクの上の電子カルテで見ることができます。「この人には訪問看護が必要だ！」という患者さんを発見すると、病棟師長や継続看護担当看護師にすぐ連絡して退院支援を依頼します。

また、退院に向けて看護計画を適切に立て、日々の看護記録にそれが現れている看護師を見つけると、なるべく早く本人を褒めにいきたいと思っています。

こうして私は、当院の〝看護の質〟を維持・向上し、さらに〝質の高い看護〟を伝える時間もつくっていますが、できればもう少し〝私自身の実践の時間〟を増やしたいと考えています。

管理と実践のバランスで試行錯誤するのは、私も訪問看護管理者の皆さんと同じだな、と思います。

（2012年5月号）

〝安全管理〟も看護がつなぐ

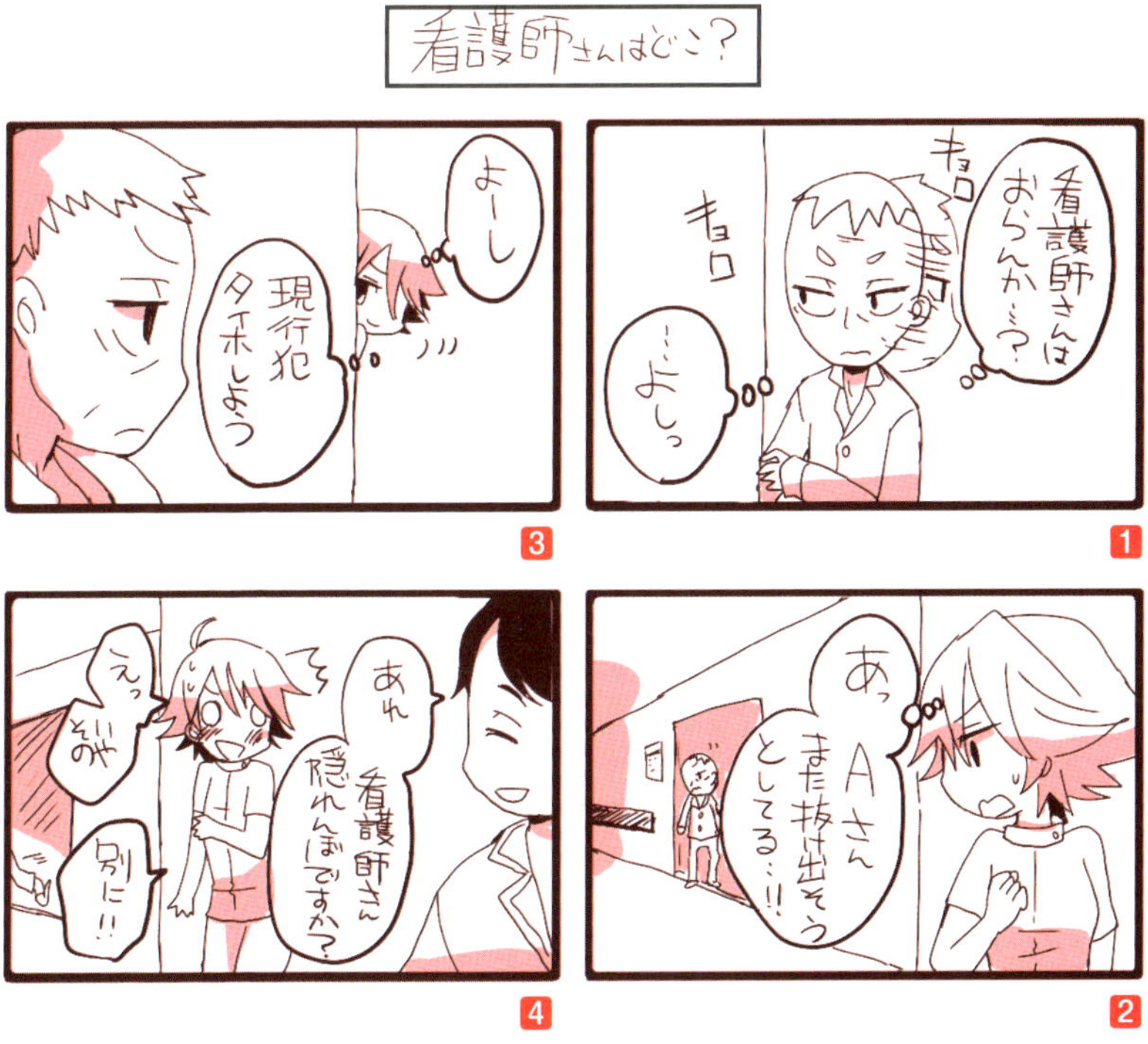
看護師さんはどこ?
キョロ
キョロ
看護師さんはおらんか…?
…よしっ
あっ
Aさんまた抜け出そうとしてる…!!
よーし
現行犯タイホしよう
あれ
看護師さん隠れんぼですか?
えっ
いや その
別に!!

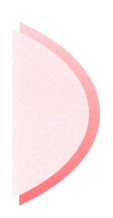

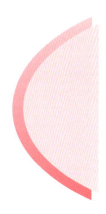

患者さんは〝一枚上手〟？

最近の病院は〝安全管理〟を非常に重要視しています。私も医療安全管理委員会のメンバーですし、看護局には安全管理の専従看護師がいます。それ以外にも安全管理に関する研修を院内でも計画的に実施し、院外の研修にも派遣しています。

しかし、病院の安全管理を追求し続けると「これで患者さんは元気になるのだろうか」と思うことがよくあります。例えば、入院時に決められたフォーマットに従ってアセスメントした結果、自分で歩ける患者さんにも「トイレに行くときは必ずナースコールをしてください」と依頼し、この約束を忘れて患者さんがトイレに行くと、患者さんはなぜナースコールを押さなかったのか問われ、これが数回繰り返されると、そのうちベッドの床にセンサーマットが設置されるのです。

認知症・夜間せん妄・意識障害がある患者さんほど、不思議と生活を束縛することに敏感なように感じます。インシデント事例の報告でも、看護師の巡視の間隔をすり抜けるように他の病棟まで徘徊した患者さんや、わざわざベッドの下に設置したセンサーマットをまたいでしまう患者さんの報告がありました。つくづく、患者さんは看護師の仕事を見ているのだと思います。

〝安全管理〟の視点で連携を

認知症やせん妄のために計画した治療が実施

できない場合、患者さんが治療による危険に陥らないように、あるいは患者さんのもともとの生活を脅かさないようにと、病院側から退院を勧めることがあります。このような患者さんでは、自宅へ帰った途端にすっかり落ち着かれる方と、しばらくの間、興奮状態が続く方がいらっしゃるでしょう。

こんなとき、本当は患者さん自身の安全とご家族の安心のために、看護で安全管理を継続できるとよいと私は思っています。

以前、せん妄を理由に突然退院が決まった患者さんに対して、私は継続看護担当者に依頼して一定期間、電話でご自宅での様子をフォローアップしたことがあります。「訪問看護にお願いしようか、でも訪問看護も新規を受けるのが難しいかも」と悩みながら、病院からの電話訪問という選択をしたのです。幸い、この患者さんは自宅に戻って落ち着かれたことを電話で確認できました。

このように、患者さんの安全管理という視点で「訪問看護導入の是非」を見極められるのではないでしょうか。健康面での安全管理が非常に難しければ訪問看護での頻回な介入を依頼し、自己管理できそうならばご家族に退院指導をします。そして、もし準備の時間があまりないまま退院するけれど、その後の安全管理についてアセスメントが必要だと思えば、病院からの電話訪問ということになるでしょうか。

病院の看護と訪問看護が〝安全管理〟の面でつながっていくと、患者さんやご家族の安全・安心がもっと高まるように思います。

（2012年6月号）

母のエンゼルケア

幸せのあり方

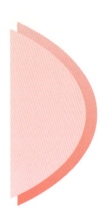

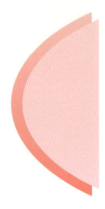

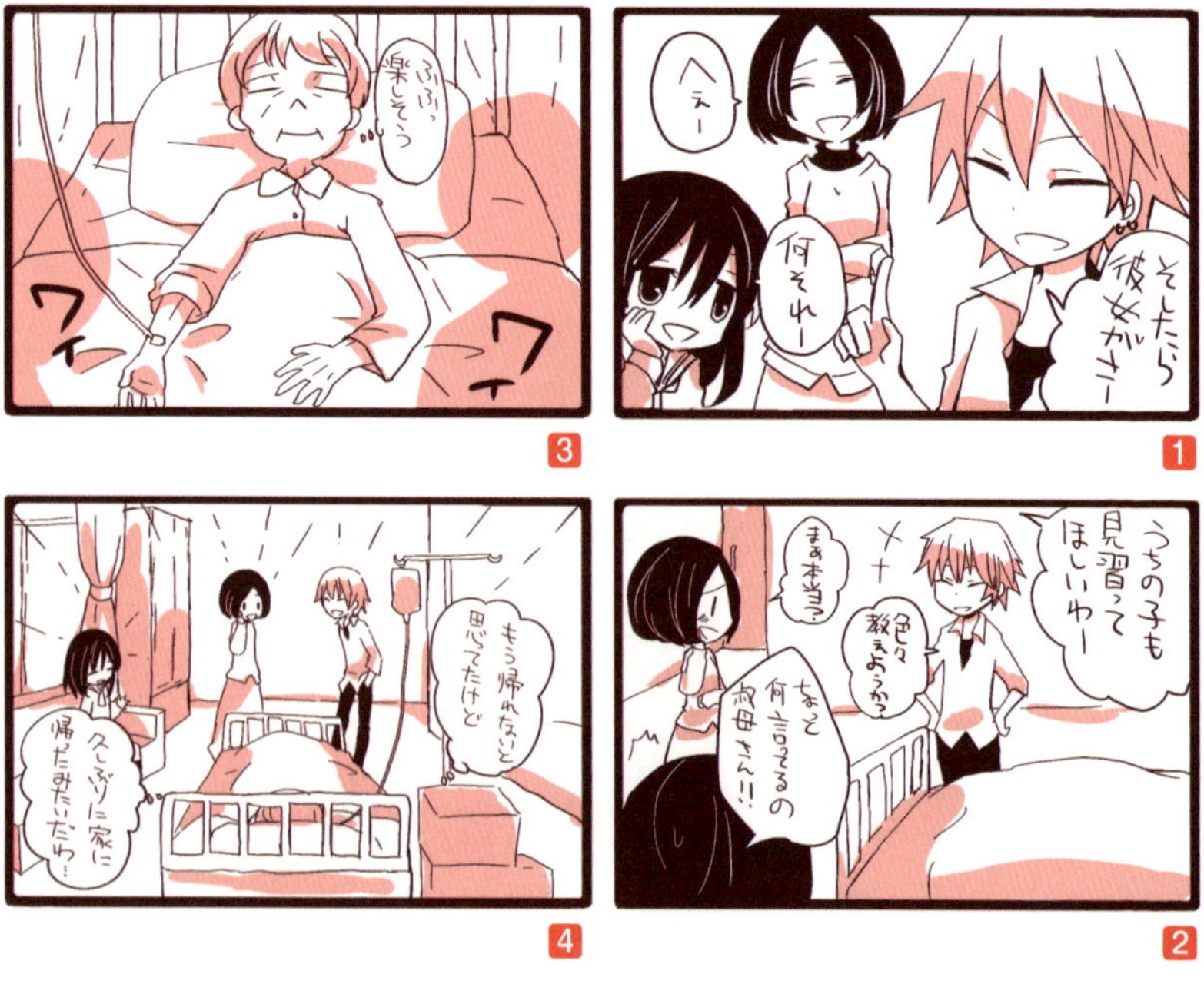
1
そしたら彼女がさー
へぇー
何それー
2
うちの子も見習ってほしいわー
まあ本当?
色々教えようか?
ちょっと何言ってるの叔母さん!!
3
ふふっ楽しそう
ワイワイ
4
もう帰れないと思ってたけど
久しぶりに家に帰ったみたいだわ…

慢性疾患と歩んだ〝母の人生〟

『コミュニティケア』2012年4月号の特集「家族の〝心〟を癒すエンゼルケア」は、私が企画協力・執筆をしました。その原稿を書いていたのは、まだ節分にもならないころ。実は2011年末、私は母を看取っていたのです。納骨も済まないいまま、私は特集を書いていました。

母は30歳代からI型糖尿病で1日3回インスリン注射をしていました。この数年は膵臓がほとんど機能していない状態になっていました。15年前には心筋梗塞、その後、多発性脳梗塞、さらに認知症と、まさに慢性疾患と歩む人生でした。

2年前からは、老人保健施設でお世話になり、最後の数カ月は隣接する病院に入院していました。すでに嚥下障害が進行して経口摂取は困難でしたし、これまでの流れから胃ろうや気管切開はしないことにしていました。主治医も、ゆっくりと機能が低下していく母が苦しまないように、輸液の量を少なくしてくれました。また、たまにしか面会に行けない私だったのに、いつもナースは声をかけてくださり、母を清潔に気持ちよさそうに整えてくれていました。家族の「自然に穏やかに過ごしてほしい」という気持ちを十分考慮してくれていました。

まるで〝自宅〟のような病室

ただ、母の病状が低下していくのを止められるわけではありません。〝その日〟が近くなってきたとき、ナースから「そろそろ個室に」とお話がありました。私も母を見ていてそう感じていたので、日単位の変化の時期だと理解しました。

そこで、私はナースにお願いをしました。「最期はできるだけ家族で過ごしたい」『エンゼルケアも家族だけでやってあげたい』——。この2つの願いをナースたちは受け入れてくださいました。

最期の数時間、ナースはほとんど病室を訪れず、私たちはまるで自宅にいるかのようにくつろぎながら母の側にいることができました。

母には心電図モニターが装着されていました。「亡くなる患者さんの緩和ケアを重視するとき、モニターは使用しない」という考えがあるかもしれません。しかし、私の場合は「モニターがついていてよかった」と思いました。なぜなら、モニターがあったからこそ、母の身体の観察はナースたちにお任せでき、私たちは母の寝顔を見ながらエピソードに会話が弾んだり、ときに大笑いをしたりして、つかの間の時間を過ごすことができたのでした。

エンゼルケアもベースンや手袋だけを貸していただき、自分たちで洗髪・清拭・更衣・化粧をしました。

このときも、いろいろな思い出を語りながら、そして母に「よくがんばったよね」「お疲れさま」などと労いの言葉をかけ合いました。

まるで自宅にいるかのような病院での看取り。私の病院は2013年度に緩和ケア病棟を開棟します。あたかも家にいるような緩和ケア病棟をつくることが、今の私の夢です。

（2012年11月号）

「社会資源」って、何のこと？

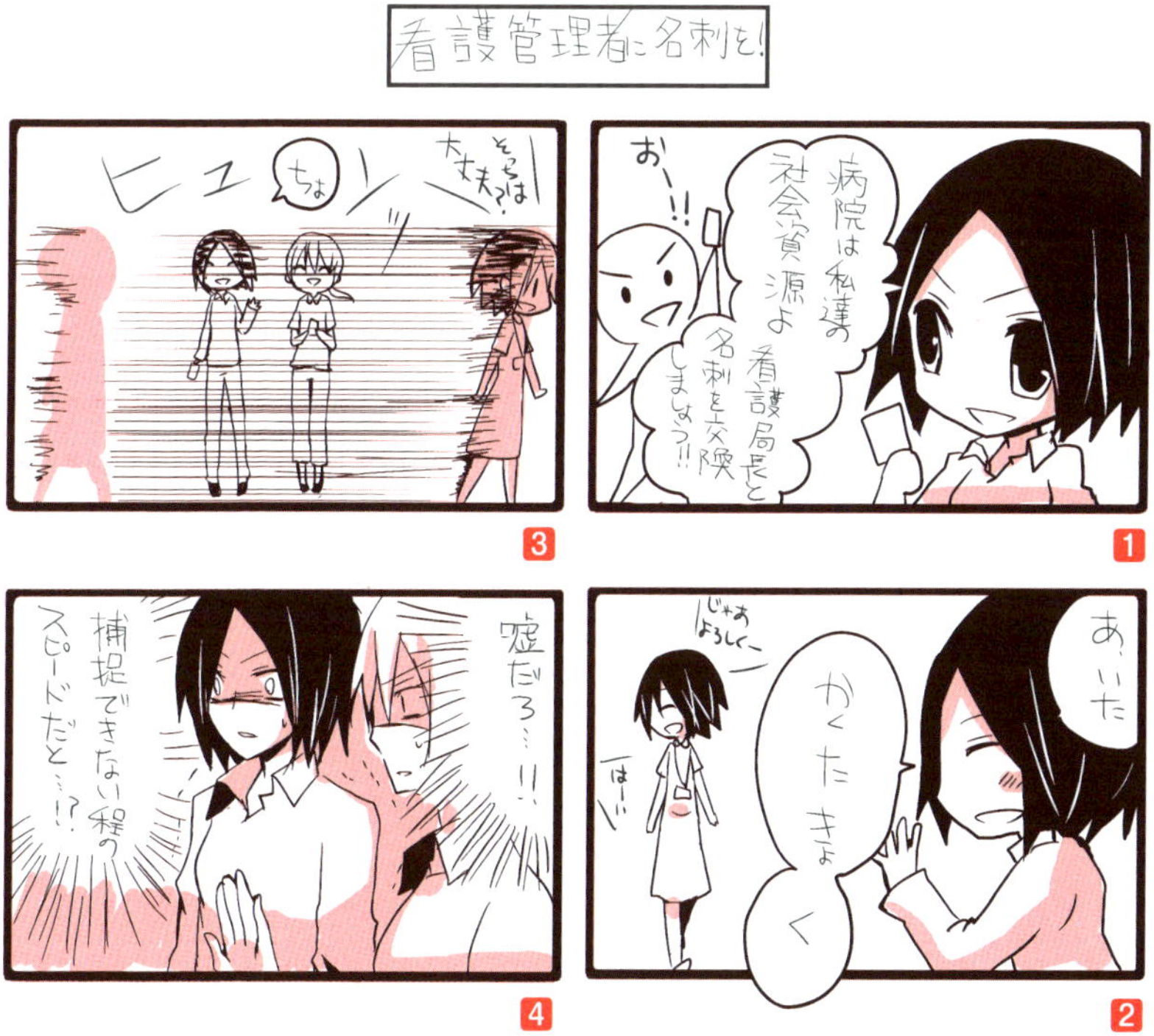

看護管理者に名刺を!
おー!!
病院は私達の社会資源よ 看護局長と名刺を交換しましょう!!
あ、いた
かくたきょく
じゃあよろしくー
はーい
ヒュンッ
ちょ
そっちは大丈夫?!
嘘だろ…!!
捕捉できない程のスピードだと…!?

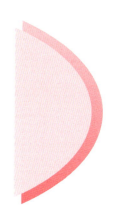

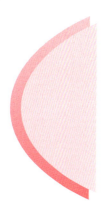

地域連携・社会資源のとらえ方

私は「退院支援」や「地域連携」についての講義に行くことがあります。その中で、「私たちが使う言葉って、病院中心にできているなあ」と感じています。

例えば、「地域連携」です。この言葉から看護師がイメージするのは〝病院と地域の連携〟でしょう。看護師の中には、病院から退院する患者のことでケアマネジャーに連絡をとることを「地域連携」だと思っている人さえいます。確かに、それも地域連携の1つではありますが、そんなふうに言われると「それだけじゃないでしょ！」と反論したい気持ちが湧いてきます。

また「社会資源の活用」という言葉を使うことがありますが、これも〝病院の中からみて〟病院外のサービスや制度を「社会資源」と呼んでいるのではないでしょうか？

しかも、病院は資源を〝使う〟側、病院外は〝使われる〟側と、なんとなく上下関係までできてしまったかのようではありませんか？

この「社会資源の活用」は、地域側からみれば、病院こそ「社会資源」です。災害拠点病院や救命救急センターなど病院の機能は地域にとって重要です。希少な診療科の専門医やPETなどの特殊な検査の設備も、そして、もちろん、病院にいる認定看護師や専門看護師も地域の「社会資源」ですね。

キーパーソンは〝看護管理者〟

がんの利用者さんを考えてみましょう。地域にあるA大学病院に放射線治療の専門医がいるなら、利用者さんの痛みを放射線治療で緩和できる可能性があります。B病院に緩和ケア認定看護師がいるのであれば、訪問に同行してもらって痛みの軽減につなげられるかもしれません。これは2012年度の診療報酬改定に含まれましたね。また、C病院に緩和ケア病棟があるなら、家族が最期のときにどうしても介護ができない状況になったとしても、そこを選択できるのです。

それ以外にも病院はいろいろな側面で〝地域の社会資源〟になると思います。大規模の病院には新卒看護師の研修用として静脈注射の練習をする教材があります。ここで訪問看護ステーションの新人が研修できれば、安近短（安い、近い、短時間）の効率のよい学習機会となります。病院の広い会議室は、地域の会議にも利用できるかもしれません。

このように病院を「社会資源」として最大限に活用するとしたら、キーパーソンは〝看護管理者〟です。認定看護管理者サードレベルの講義からも、最近の看護管理者の方たちに「地域連携が必須」という認識が高まってきていると感じています。「病院が入院期間を短くできるのは地域のナースのおかげだ」と考える看護管理者が増えてきたのです。

病院と地域は〝持ちつ持たれつ〟。病院という「社会資源」を十分に活用するために、訪問看護師は取引相手として、ぜひ看護部長と名刺交換をしてみましょう。

（2013年1月号）

看護師確保の極意

病院の魅力

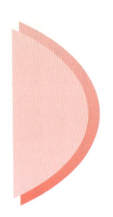

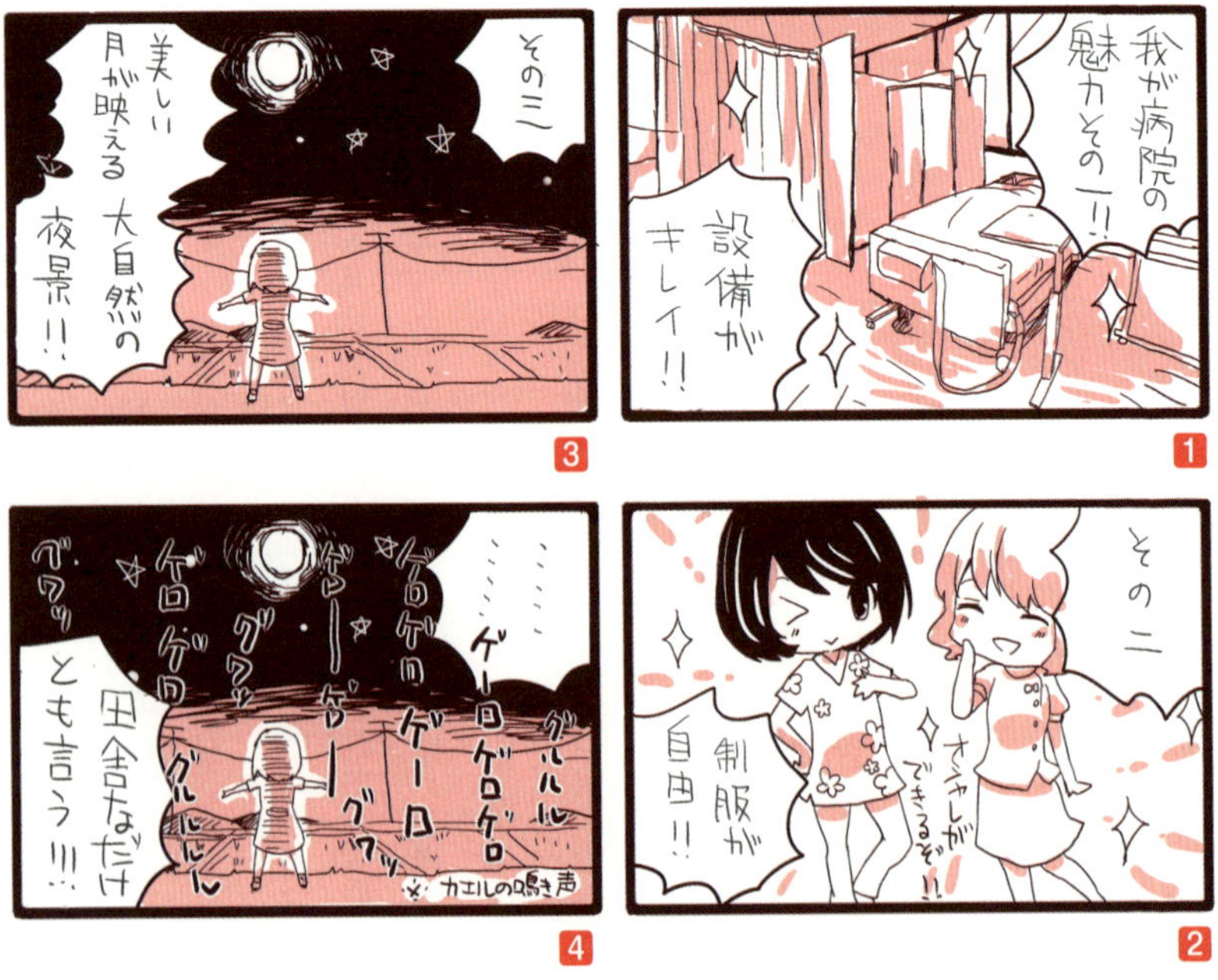
我が病院の魅力その一!!
設備がキレイ!!
その二
制服が自由!!
オシャレができるぞ!!
その三
美しい月が映える大自然の夜景!!
………
グルルル
ゲーロゲロゲロ
ゲーロ
ゲロゲロ
ゲーゲーグワッ
グワッ
ゲロゲロ
グルルルル
グワッ
田舎なだけとも言う!!!
※カエルの鳴き声

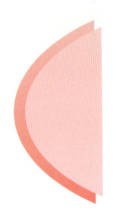

看護師を50人増員

私の病院には、現在、看護師が450人余りいます。実は、2012年4月号にも看護師の人数を書いているのですが、このときは400人でしたので、約1年半で50人近くを増員したことになります。

これを読むと、訪問看護師さんは「病院は違う」と驚かれるでしょうか。確かに、人数から言えば50人増ですが、比率から言えば、12・5％増。比率で表現すると1割強の増員をしたに過ぎません。これならばステーションでもあり得る数値ではないでしょうか。昨年は8人だったのが今年は9人。これが同じ12・5％増ですからね。

とはいっても、ステーションや施設の管理者であれば、「50人も増やすなら、せめて在宅に1人2人回してほしい」とも思うのではないでしょうか。ステーションは募集しても、募集しても、人が集まらないという声も聞きます。実は、ステーションや施設だけではなく、他の病院の看護部長さんからも、「そんなに集まって角田さんは苦労がないでしょ！」と言われることがあります。

看護師確保のためにやること

では、どうしてこのように増員することができるのでしょうか。看護師確保のためにやっていることを挙げると、確かにいろいろあります。就職説明会を自分の病院で開催するし、他の地区で行う業者主催の合同説明会にも参加します。大学や看護学校の就職説明会にももちろん参加します。パンフレットも配ります。

でも、私が自分で「看護師確保のため」だと思ってやっていることを挙げると、例えば、看護学校の講義、研究発表、シンポジストなど、人の前で発言するものはみなそうです。その他に、雑誌の取材対応や原稿執筆などもそうですね。それから、ツイッターもそこにつながります。

もちろん、これらは看護師確保のためだけにやっているのではありません。しかし、「私は自分の病院で、こんなことをしたい。だから一緒に働く人を待っている」というメッセージは、これらを通して伝えられると考えています。これはステーションの管理者やスタッフもできるのではないでしょうか。

幸福感が看護師を吸い寄せる

さて、こういうときに大切なことは何でしょう？　やりがいや素晴らしさを語ること？　いやいや、違うんです。言葉でこれを言っても意外と伝わらない。それよりも大切なのは〝私自身が幸せそうにすること〟なのです。

誤解しないでください。私は不幸なのに幸せなふりをしているのではありません。幸せがあふれ出るようにしているのです。地域で働く看護師は、病院よりも自分の仕事にやりがいを感じている人が多いように思います。だから、その幸せをもっとあふれでるようにできないかしら？

ケア会議や講義のときに、笑顔ランクを1つ上げるだけで、きっと幸福感がにじみ出ますよ。そうしたら、看護師が吸い寄せられるかも。

（2013年8月号）

長年の赤字による後遺症

儲かったら？

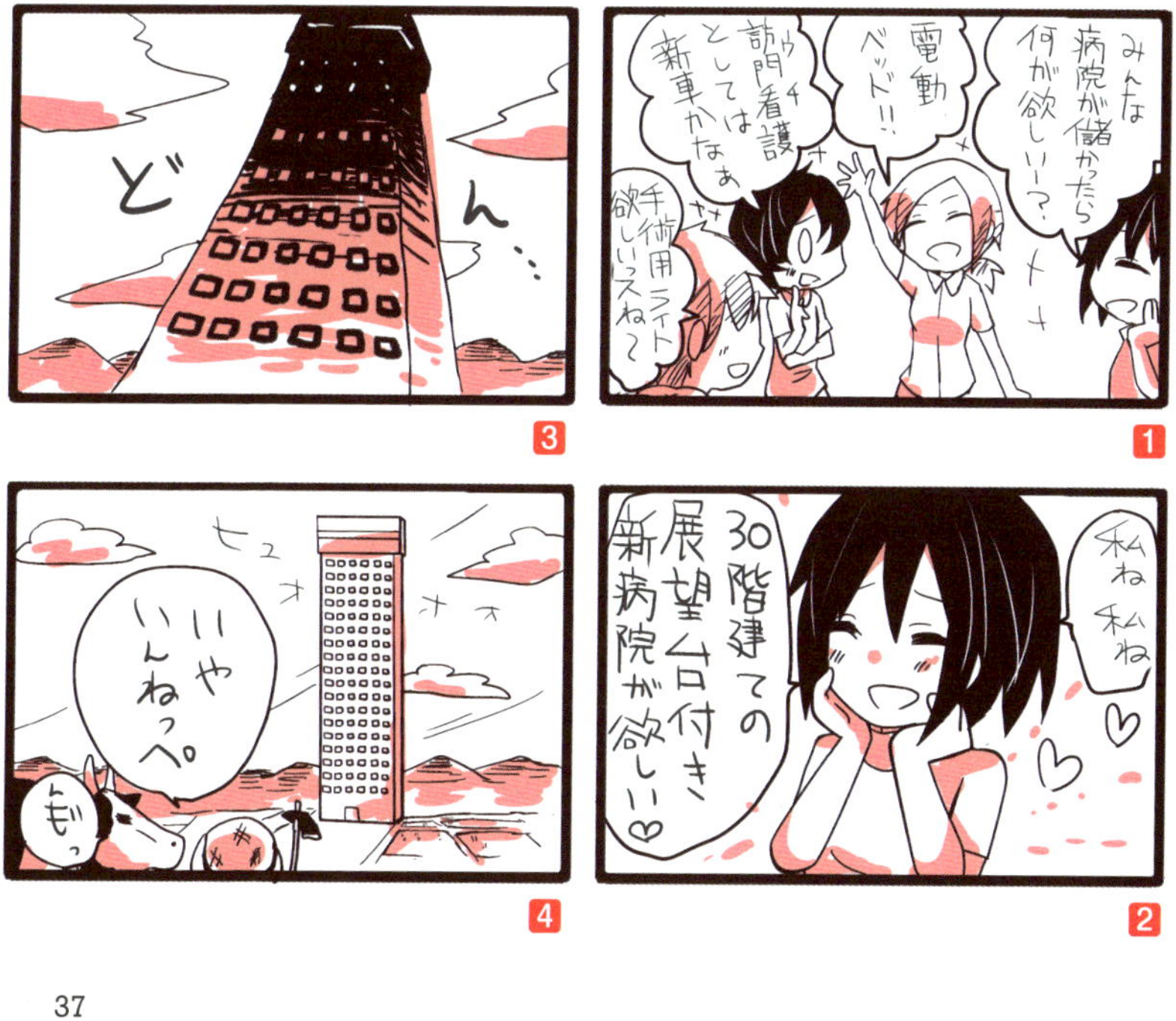

みんな病院が儲かったら何が欲しいー？
電動ベッド!!
訪問看護《ウチ》としては新車かなぁ
手術用ライト欲しいっスね〜
私ね私ね
30階建ての展望台付き新病院が欲しい〜♡
ど
ん…
ヒュオオオ
いやいんねっぺ。
もぎっ

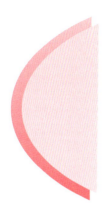

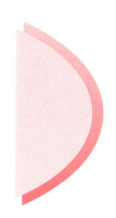

看護のものは高くないのに……

私たちの病院では、2013年度、看護局の要望でいくつかのものを買いました。例えば、便器を洗う洗浄機、入浴用ストレッチャー、ナースステーションの椅子などです。

値段は高いものから安いものまでいろいろでしたが、いくら高いと言っても、医師が使う機器類に比べれば〝0〟の数がいくつも違います。だって、同年度に病院で購入した目玉商品の手術支援ロボット「ダヴィンチ」のお値段は3億円でしたから！

このように、医療の質を高めようと思えば、必要な機器の新規購入や買い替えをします。そのときに必要なものはお金です。

訪問看護ステーションでは、事業規模が小さいために大胆な投資を躊躇することも多いと思います。加えて、所長が経営に対して影響力を持っていないステーションでは、お金を使うことに否定的な考えを持っていることが多いように感じます。

黒字化で経理の理解が得られた

確かに、黒字になるかどうかわからないときに支出を増やすことは勇気のいることですし、経理担当者の立場であれば、反対したくなるのもわかります。

私の病院も私が着任する前の9年間は赤字でした。また、それ以前にも赤字の時代が断続的に続いていましたから、看護に関するものを新たに買うことは、長い間、却下されてきたようです。

訪問看護ステーションの所長時代も、私は

「売り上げを伸ばしたらあれを買おう」「あれを買うためにみんなで頑張ろう」という発想で仕事をしてきました。この考えは今も変わりません。病院に着任したときから、「まずは黒字にして、それからみんなが欲しいものを買おう」と考えてきました。

着任の年から幸いにも病院は黒字に転じ、3年間黒字を維持することができました。その変化の背景には、看護からの提案による収益増もいくつかあったのです。そのようなことがあり、経理担当者も看護に使用するものの購入に大変理解を示してくれるようになりました。

もう〝我慢〟は卒業しよう！

しかし、実際に「買う」となると意外な落とし穴がありました。それは、長年の赤字でスタッフに染みついた〝だめなものでも我慢しなくてはいけない〟という価値観。

A病棟ではナースステーションの椅子の表面がやぶれて中のスポンジがはみ出しているのに「欲しい」と言わず、B病棟ではテーブルと高さが合わないために椅子の上に正座をして使っているのに「買い替えたい」と言い出しませんでした。この我慢強さ、訪問看護師にそっくり！

この我慢強さはもう卒業してもよいのではないかしら。看護が収益を生む加算等を十分に使って、自分たちがつくったお金で欲しいものを買いましょう。

新しい年こそ、自分たちで買ったもので〝誇りに思える職場〟を整えていこうではありませんか！

（2014年1月号）

病院看護師も地域に飛び出せ!

ナースとは待たれるもの

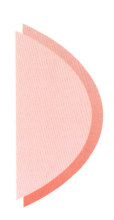

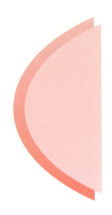

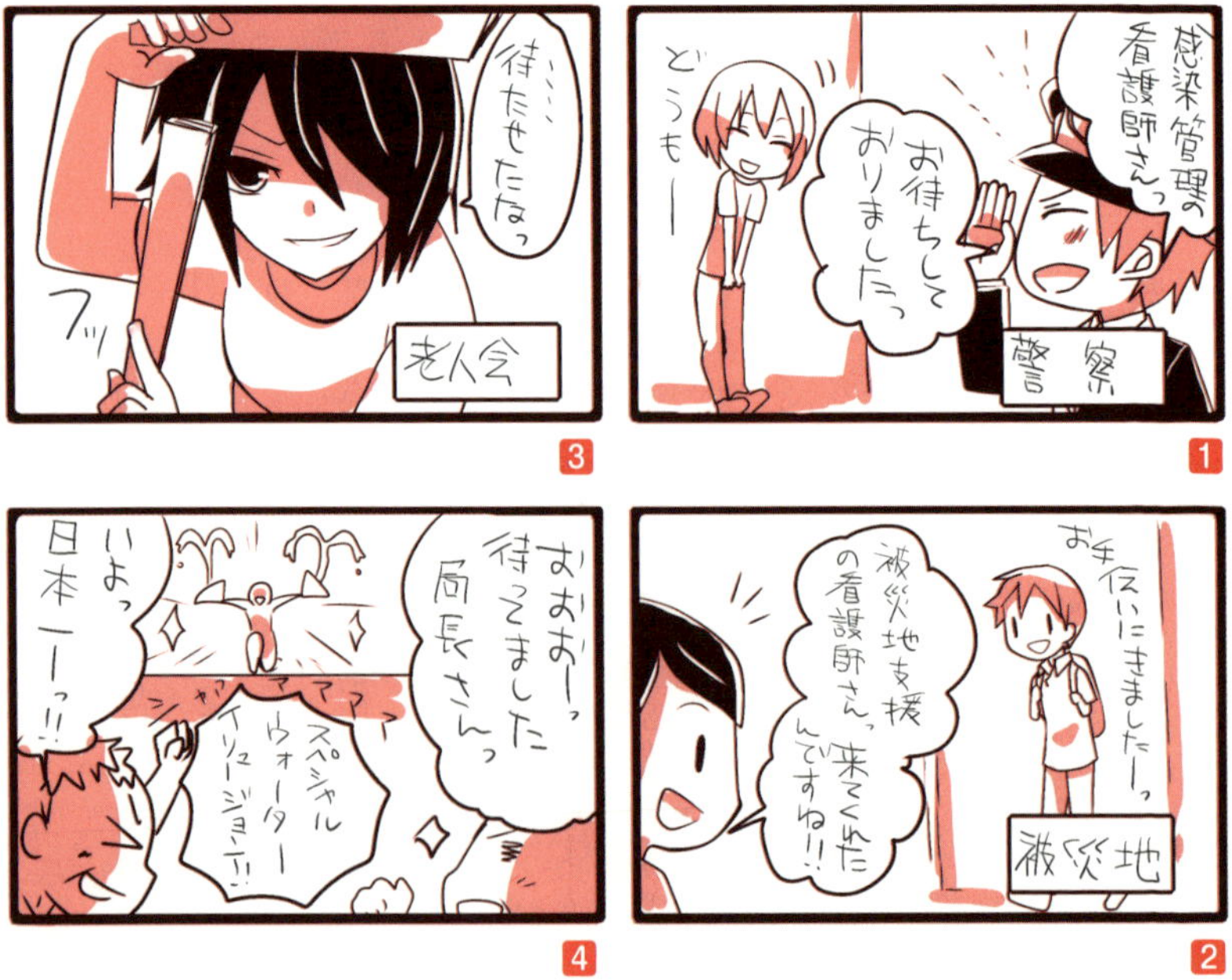

病院の看護師をどう配置するか

病院は診療報酬の世界ですから、診療報酬改定を最大限に生かせるように、約500人の看護師や17人の認定・専門看護師を、いかに配置するかが、私の腕の見せどころです。もちろん、訪問看護ステーションも診療報酬の改定は影響しますから、ステーションの管理者さんも、頭をひねったことでしょう。

さて、診療報酬改定を生かすためには、組織の収入増だけではなく、働く看護師たちの〝負荷〟と〝やりがい〟のバランスも考えなくてはなりません。例えば、2012年度の診療報酬改定に盛り込まれた「訪問看護師と専門性の高い看護師による同一日訪問の評価」を考えてみましょう。これは、認定看護師（以下：CN）などが、訪問看護師と同日訪問することで算定できるものです。

これを算定しようとすると、CNを病院内の業務から離さなければならず、病院側は人員減少ということになります。かといって「地域に出たい」というCNの希望より病院の人員確保を優先すれば、CNの意欲を下げることになります。

今のところ、多くの病院の看護部長は、人員不足を理由に、この報酬について積極的に算定してはいないようです。確かに、私の病院も届出はしていますが、さまざまな理由で、まだ算定の実績はありません。その理由とは、人員確保の他、CN自身の能力、相互の日程調整、利用者への説明などです。なんといっても、CN自身の能力が未熟だと、在宅療養者からいただく報酬に見合ったかかわりができない可能性がありますからね。それでは意味がありませんからね。

とはいえ、診療報酬ではCNに関連する報酬が続々と登場しています。しかも、自施設以外への関与も評価され始めました。このような動きをいち早く捉えるとともに、「どの分野のCNをどこに配置すると効果的なのか」といった想定もしています。そして「もっとCNが地域に出ていけるよう準備を進めておかなくては」と考えています。

地域全体が私たちを待っている

以前、地域の警察の要請で、当院の感染管理CNが警察署の感染対策ラウンドをしてきました。警察官の方々は「感染に詳しい看護師さんというのがいるのですねえ」と感心していました。私も同行しましたが、警察の方はとても喜んでくださり、「そのうち講義に来てほしい」という要望まで出てきました。

また、先日は「笠間市消費者友の会」で、私が緩和ケアに関する講演を行ってきました。会員はベテラン（？）の女性たち。オレオレ詐欺対策のポケットティッシュ配りとか、高齢者施設の見学とか、日ごろはさまざまな活動をしています。講演後、何人もの方から「緩和ケアのイメージが変わった」という声をいただきました。うれしい！

「看看連携」においても、こんなふうに考えると「地域全体が私たちを待っているのでは？」と思えてきます。

（2014年7月号）

新卒訪問看護師を病院で育てる

どうき

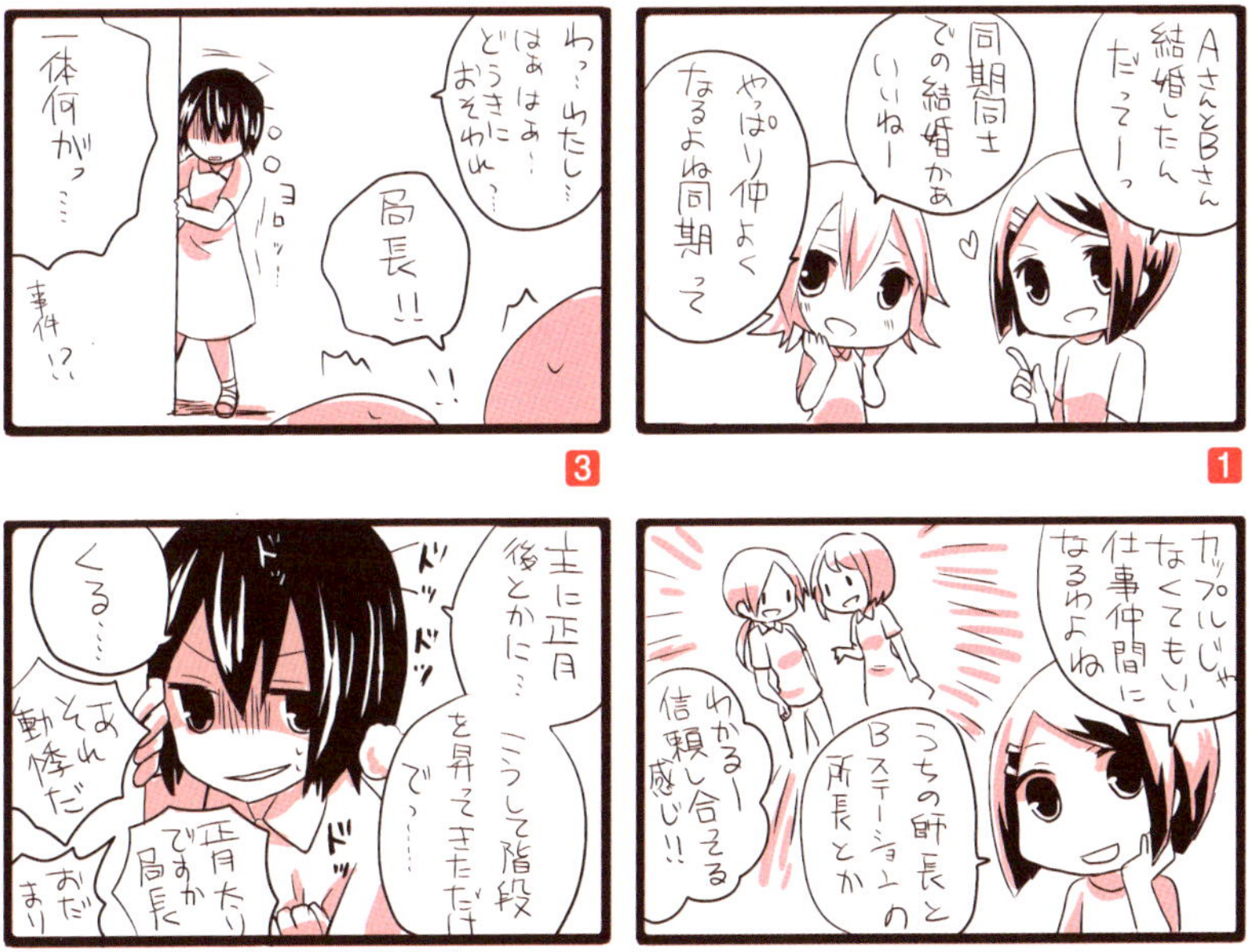

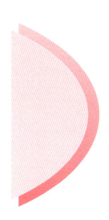

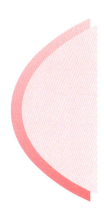

最近、新卒時から訪問看護師として育てようという動きが活発になってきました。いくつかの地域・事業所で取り組みが始まっていると聞きます。そこで早速ですが、私の病院でも2013・2014年度と新卒訪問看護師の研修を受け入れました。

訪問看護ステーションの皆さんは、思い切って2016年度に新卒看護師を採用するための検討を今から始めてみてはいかがでしょうか？

今回はその参考にしていただくために、当院の訪問看護師育成プログラムを紹介します。

当院での訪問看護師育成

2013年度は、訪問看護ステーションから1カ月という期限で新卒看護師の研修を依頼されました。この看護師のプログラムは、他の病院で2カ月病棟勤務の研修をして、3カ月目に当院で研修という流れでした。

当院での研修目的は救急外来での初療の学習でしたが、1カ月の間に緩和ケア病棟や退院調整部門も少しずつ見てもらいました。

2014年度のプログラムは、1年という長い期間で新卒看護師をお預かりすることにしました。1年間の内容は次のような流れです。

初めの6カ月は総合診療科を中心とした病棟で、その他の新卒者と同様に病棟配属としました。ここで一般的な病棟業務の傍ら、新人看護師教育のガイドラインに沿った基本技術の研修も受けていきました。7カ月目には、脳神経外科と呼吸器内科の混合病棟に配置転換し、そこで約3カ月間。その後は、緩和ケア病棟・外来検査部門・一般外来・退院調整部門・救急外来を経験するという研修計画を立てています。

新卒訪問看護師を育てよう

このような研修が成り立つには、まず訪問看護ステーションからの申し出が必要です。一方で、私も数年前から、新卒訪問看護師を病院も一緒に育てたいということをステーション管理者に繰り返し伝えてきました。そして、もちろん一番大切なのは、新卒から訪問看護師になりたいという看護学生の気持ちです。ステーション・病院・看護学生が1つになると、これが実現するのです。

こうした研修の成果は、まだしばらく先にならないと評価ができないでしょう。しかし、2013年度の研修者が2年目になった様子を聞くと、とても立派に働いているそうです。う〜ん、当院の2年目よりはるかにしっかり育っているみたい⁉　うれしいと同時にちょっと気分は複雑。

それはさておき、この研修の紹介をすると、給与は？　身分は？　などと、ご質問をたくさん受けます。お金のことだけ簡単に報告すると、この新卒看護師の給与はステーションが支払っていました。一方、当院は研修受託料をいただいていません。

当院には新卒訪問看護師の研修受け入れの実績があります。教育にはある程度の負担が必要ですが、その上で、もし、やってみようかと興味を持った方は、どうぞお気軽にお問い合わせください。私もまたどこかで報告していきますね。

（2015年1月号）

事業で夢を実現するという発想

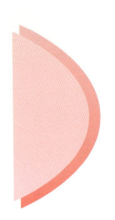

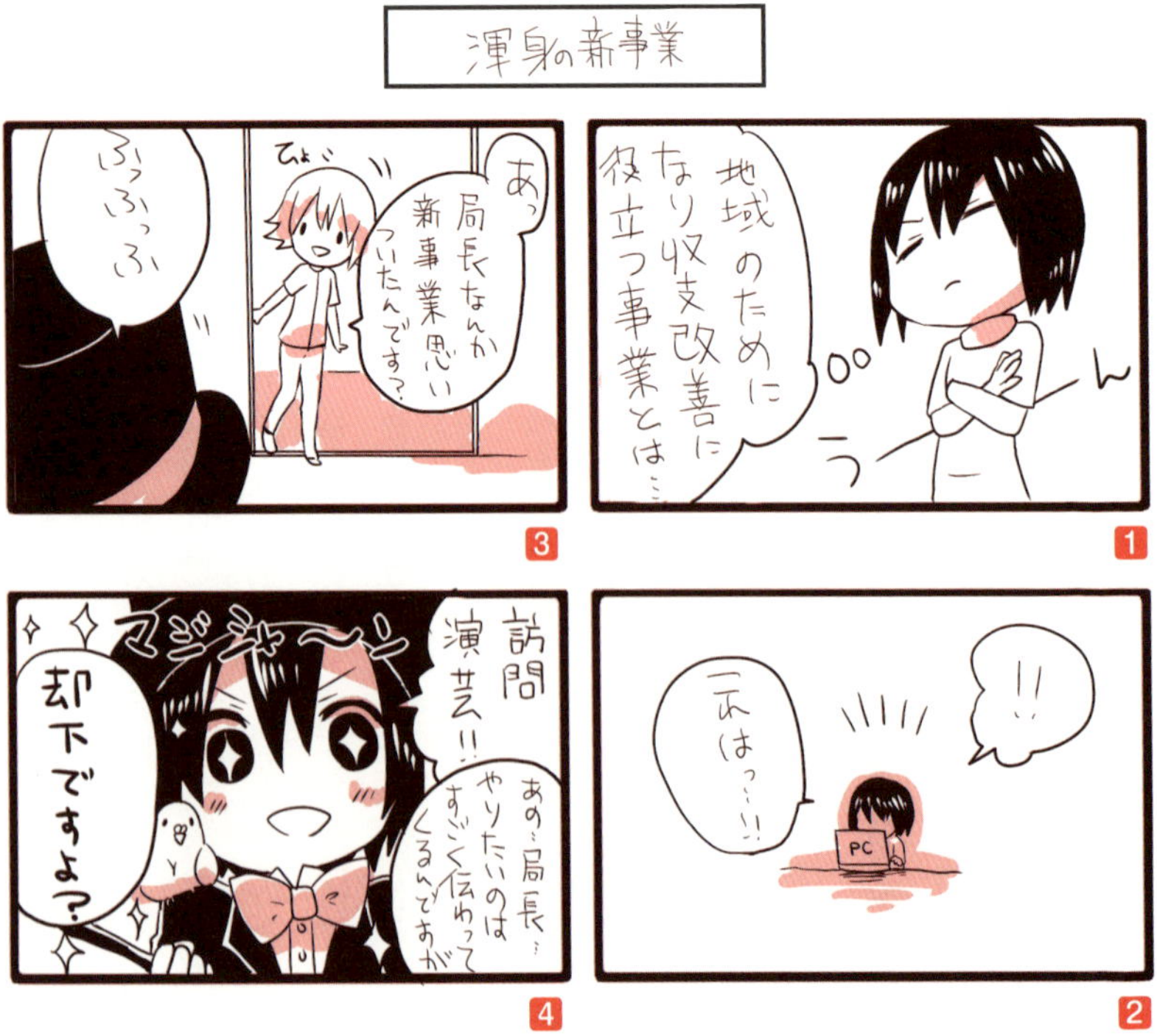
渾身の新事業
地域のためになり収支改善に役立つ事業とは…
うーーん
はっ…!!
!!
ぴょこ
あっ局長なんか新事業思いついたんですか?
ふっふっふ
訪問演芸!!
マジシャ〜ン
あの…局長…やりたいのはすごく伝わってくるんですが
却下ですよ?

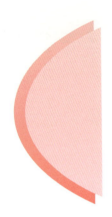

役立つステーション管理者の経験

私は、訪問看護ステーション管理者を経験したことを、心からよかったと思っています。それは、もし私が病院の経験だけで病院の看護管理者になっていたら、「事業の展開」という感覚を持てなかったと思うからです。

訪問看護ステーションは一事業として運営することになっていますから、管理者は「収支が黒字か赤字か」と問われます。それは、大きなステーションでも、たとえ職員が3人の小さなステーションでも同じです。

一方、病院の看護管理では、部下が3人程度の部署が、単独で収支を算出されることはまずありませんし、そこの師長は事業の収支について問われません。

今、私は、病院の経営を考える会議のメンバーです。院長・副院長・事務局長など少人数の会議ですから、もちろんメンバーの中で看護師は私だけです。看護師は病院で最も人数が多い職種です。そういう意味では最大派閥。それなのに会議のメンバーは私ひとり。ちなみに、看護局の職員は看護師・看護補助者など、正職員・嘱託職員を問わずすべて数えれば病院全体の過半数を占めています。もしこれが普通の会社だったら、取締役会議で私が代表取締役に選ばれるかも（笑）。

実際には代表取締役でなくても、病院全体の収支は非常に重要な関心事です。残念ながら当院は2014年度を黒字で終えるのは難しそうです。患者数が予測より少なく、入院単価が低下しました。これは診療報酬改定による影響や、消費税増税で医療材料や機器の購入による支出が増えたことが要因です。私は、毎月出される収支の表を見ては、要因をさらに深く検討したり、自分の立場でできる対策を考えたりします。

このように、収支の表を見て、原因を分析して対策を考えることは、ステーション管理者の時代に培われた思考です。当時、月次の収支が想定より悪いと経営側から細かい分析を求められ、「病棟師長ならこんなこと言われないのに」と悔しい思いをしましたが、あのとき経験しておいてよかったと思います。

看護の力で収支改善

さて、これまで取り組んできた病院での「ファーストレベル」の開催も、新卒訪問看護師を育てる試みも、私にとってはみな新しい「事業」です。ただし、これらはなかなか収益に反映されません。いわば、自治体病院としての政策医療の一環だと言えます。

しかし、病院の収支改善が深刻な課題となった今、収益を上げる事業を考えなくてはならないと思います。

実は、かねてからやりたいと思っていたけれど、実現していない夢がいくつかあります。「がん看護相談外来」などもその1つ。看護が役割を発揮して、それで患者さんが幸せになり、看護師もやりがいを感じ、病院の収益も上がる事業。そう、事業って、夢の実現だもの！　さあて、他には何をやろうかしら。

（2015年3月号）

人生いろいろ
指導もいろいろ

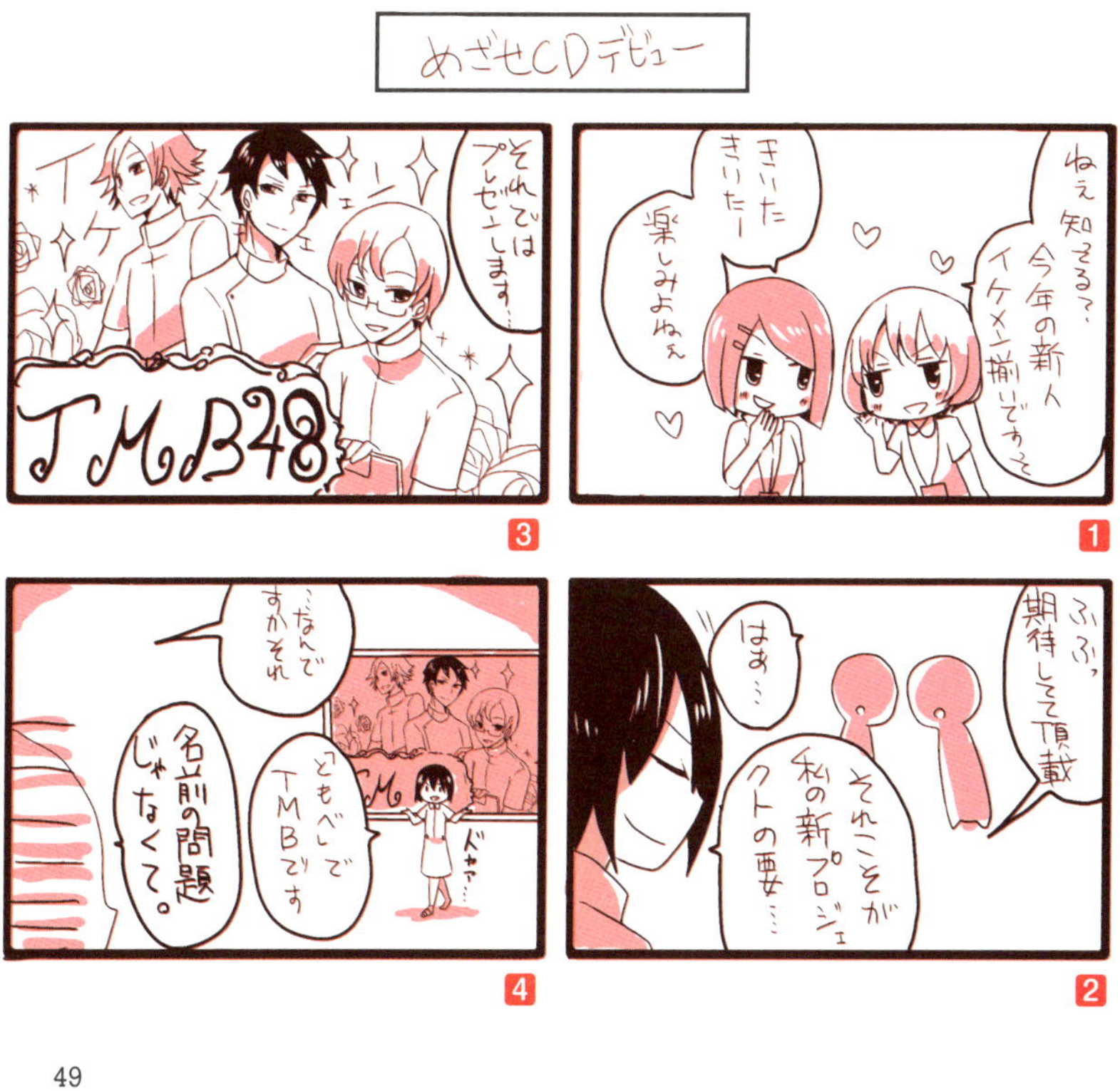
めざせCDデビュー
ねえ知ってる? 今年の新人イケメン揃いですって
きいたきいたー
楽しみよねぇ
ふふっ 期待して頂載
それこそが私の新プロジェクトの要……
はあ……
それではプレゼンします…
TMB48
…なんですかそれ
「ともべ」でTMBです
ドャァ…
名前の問題じゃなくて。

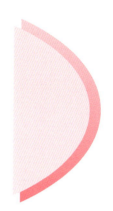

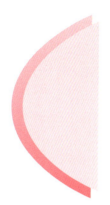

千差万別の新人看護師

4月になると病院にはたくさんの看護師が入職します。学校も新入生でごった返しているでしょう。

かつて、一県一看護大学といって次々と県立看護大学ができた時期がありましたが、その勢いはなぜか続いたまま。看護学科ができる動きはちっとも止まらず、200校以上にもなりました。こうなると、看護大学は〝広き門〟。場所や知名度、学費などにこだわらなければ、どこかの大学には入れるでしょう。だから問題は偏差値の低下。興味がある方は、ぜひ一度、看護系大学の偏差値ランキングをご覧ください。

さて一方、准看護学校への入学希望者も多いままです。これは、社会人や他の大学を卒業した人が看護師をめざすケースが増えたためでしょう。これらの人々は、教育期間が短く、学費の負担の少ない准看護学校を選ぶ傾向があります。確かに、貯金を切り崩し、バイトをしながら在学するには、時間もお金も負担は最小にしたいですからね。

こうした背景があるので、当院の新卒看護師もこの数年、大変多様になっています。もちろん一番多いのは現役進学で、かつ最短で卒業した人です。この人たちは21～22歳で、少しはアルバイトの経験があっても、社会人としてはまったくの新人です。同時に、サラリーマンやＯＬの経験者で年齢が30代後半という人や、すでにお父さんやお母さんという立場の人もいます。

実は私もＯＬ経験をして子どもを産んでから

看護師になった1人です。当時、こうした存在は今よりもずっと珍しく、世間の風当たりもずいぶん強かったように思います。裏を返せば時代の最先端！

ただ、私の時代は、私しかいなかったので、育てる先輩方も私だけをマーク（?）しておけばよかったはずです。ところが最近では、あまりにも多様になったので、1人ひとりの育て方を工夫しなければならなくなりました。

例えば、ある病棟の新人のAさんはストレートの大卒で初めての1人暮らし。Bさんは30代で小学生の子どもを持つシングルマザー。Cさんは20代後半の元・営業マン。こんなだと、Aさんには「ごはんつくれる?」「寂しくない?」などの声かけが必要だし、Bさんには「お子さんが待っているから早く帰っていいよ」という配慮が欠かせません。Cさんには「さすが元・営業マン、笑顔がいいね」などと励ますのが効果的でしょう。

指導する側も一生懸命

訪問看護ステーションの新人は1人ひとりが個性的。病院も、その形を追いかけているようです。

〝人生いろいろ〟な新人が来る時代だから、先輩は一生懸命に工夫します。ただし、ときどき目が点になることが。

「私、看護師になりたかったわけじゃないんです。先生と親がすすめたから」……さて、どうやって育てたらよいのかしら。

（2015年4月号）

笑顔で「お疲れさま」の効能

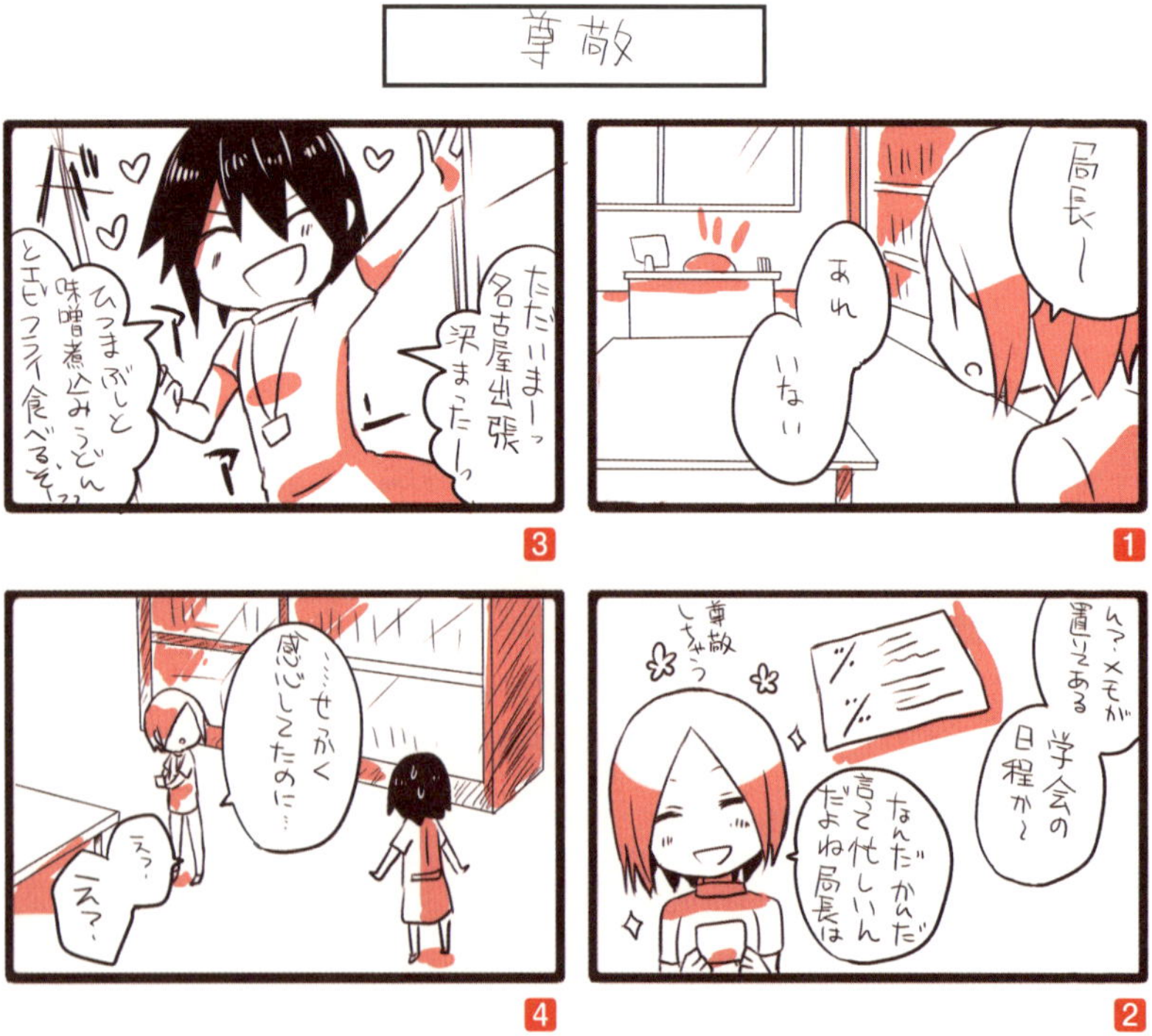
尊敬
局長〜
あれ
いない
んー？メモが置いてある
学会の日程か〜
なんだかんだ言って忙しいんだよね局長は
尊敬しちゃう
ただいまーっ 名古屋出張決まったーっ
ひつまぶしと味噌煮込みうどんとエビフライ食べるぞーっ
…せっかく感心してたのに…
えっ
えー

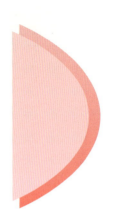

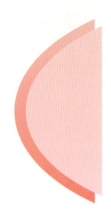

２０１５年10月２〜３日に愛知県名古屋市で開催された、日本看護学会─在宅看護─学術集会に参加しました。会場では、以前、訪問看護認定看護師教育課程の教員をしていたときの修了生をはじめ、たくさんの訪問看護師さんたちに会えて、とてもうれしい時間でした。

新卒訪問看護師の時代

さて今回は、訪問看護ステーションの所長さんが発表者で、私は共同研究者として登壇。この所長さんと私とで取り組んだ、新卒訪問看護師を1年間病院でお預かりして育成する試みを発表したのでした。

最近、新卒で訪問看護を希望する学生が増えてきました。また、訪問看護ステーションでも新卒訪問看護師の雇用を検討している所が出てきたと感じています。これは、さまざまなところでたびたび取り上げられているので、皆さんもご存じでしょう。ただ、新卒訪問看護師の育成には、まだまだ課題があります。特に、基本の看護技術を習得するための教育を、どこで、どのように行うかが大きな課題といえます。

今回の学会では、シンポジウムでもこの話題が取り上げられました。座長を務められた齋藤訓子日本看護協会常任理事からは、「２０２５年までの10年間で5万人の訪問看護師増員が必要」というご発言もありました。これまでと同じ方法では訪問看護師確保は間に合わない。つまり、これからは「新卒から訪問看護師」をどんどん進めていく時代です。

人手不足を言い訳にしない

ところで、私の病院では、将来を見すえて、多数の機関と協働して看護師を育成しています。その1つが今回発表した新卒訪問看護師の育成ですが、それ以外にも当院の看護師を訪問看護ステーション・介護療養型医療施設・特別養護老人ホームなど、いろいろな場に派遣しています。

しかし、こうした取り組みをどこかで報告すると、大抵は「看護師数に余裕があるからできるのではないか」と受けとられます。いいえ、そんなに余裕はありません。でも将来のために必要なことは、多少厳しい状況があったとしても、やらなければなりません。だいぶ前ですが、2015年6月、日本看護協会の通常総会後の交流集会で、私はシンポジストを務めました。人材育成がテーマのシンポジウムでしたので、私の発言は「1人ひとりの職員を大切にして退職者を少なくし、その人が得意なことを発揮できる環境にするために工夫する」といった内容でした。

看護管理者は「人手がないからできない」とよく口にします。私も看護師がもっと多ければ、あれもしたい、これもしたいと思うことはたくさんあります。でも嘆いても変わらない。それよりも将来のために今、目の前の人に笑顔で「お疲れさま」と言うほうがみんな幸せになれるみたい。

ということで、学会の発表では多数の方がご質問やご意見をお寄せくださいました。あらためてこの場を借りてお礼を申し上げます。「ありがとう、そしてお疲れさまでした」

（2015年12月号）

複数施設が手を組む看護職育成

やりすぎ注意？

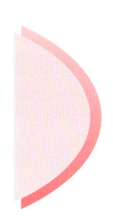

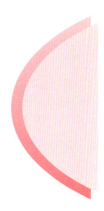

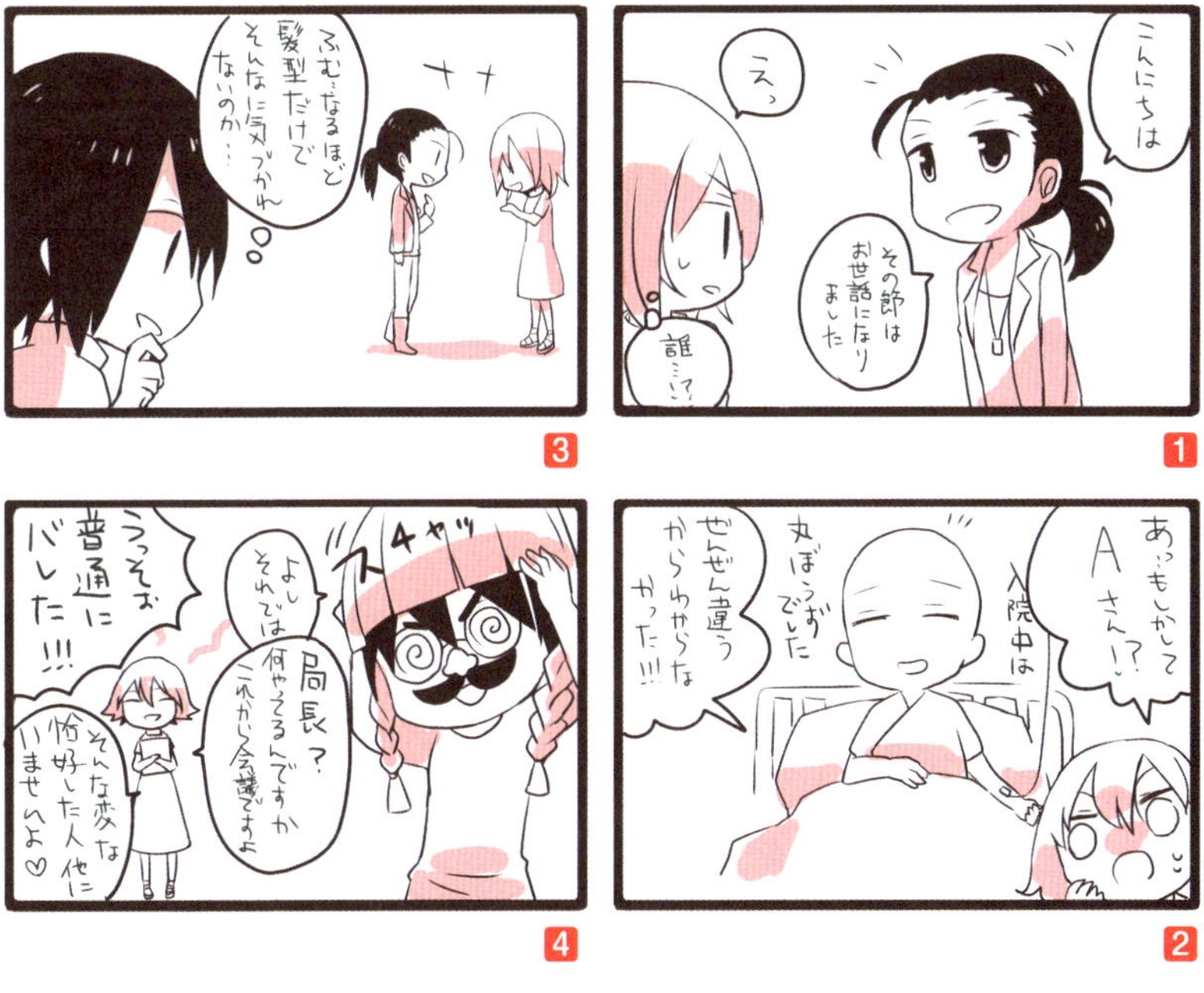

こんにちは
えっ
その節はお世話になりました
誰!?
あっもしかしてAさん!?
入院中は丸ぼうずでいた
ぜんぜん違うからわからなかった!!!
ふむ なるほど髪型だけでそんなに気づかれないのか…
スチャッ
よし それでは
局長？何やってるんですか これから会議ですよ
そんな変な恰好した人他にいませんよ♡
うっそお普通にバレた!!!

病院の機能分化がさらに進むと

そろそろ次回の診療報酬改定の概要が見えてきました。

平成28年度診療報酬改定では、7対1病床を大幅に削減する方向が示されると言われてきました。茨城県でも、地域医療構想の中で約5000床の病床を削減すべきという報告もあり、これから先どうなるのかは深刻な問題です。

そこで、病院の機能分化がもっともっと進んだらどうなるのだろうと想像してみました。急性期病院では、より在院日数が短縮し、救急車で搬送された直後の処置や手術後数日間の医療のみを行います。その後は、すぐにリハビリや退院準備を行う病院に転院します。このようになったら、急性期である私の病院の看護師たちは、患者さんが回復し、笑顔になっていく姿を見られなくなってしまうのでしょうか。

現在でも、ICUやCCUの看護師たちは、元気になって退院する患者さんを見ることはほとんどありません。そのため、こんなエピソードもよくあります。救急車で運ばれた患者さんとご家族が、退院時にICUにあいさつに来てくださいます。ICUにはほんの数日入室していただけで、その後は一般病棟で過ごし、退院の日を迎えたのです。このようなとき、看護師は患者さんに会ってもよく思い出せず、ご家族の顔を見てやっと誰だかわかる——。

なぜなら、ICUにいたときは患者さんはほとんど臥床していて、意識がなければ目も開けません。入室中は挿管チューブなどもついていて、元々の風貌とはだいぶ違っているのです。ですから、目を開けて、歩いて、あいさつをしてくださる患者さんを見て、「この方、どなた?」ということになってしまうわけです。

地域みんなで育てる

医療は、限られた専門職で行うのですから、効率的に効果的に行わなければなりません。そのためには分業による専門化が必要だと、ずっと専門分化が進んできました。

しかし、今日、専門医制度に総合診療専門医が誕生したように、患者さんの生活や健康の全体像を総合的にみられる専門職の育成が求められるようになりました。看護でいえば、それは訪問看護師や施設の看護職だと私は考えます。

では、そうした看護職を育てるには、どうしたらよいのでしょう。きっと幅広い知識や経験が必要となります。ということは、急性期病院以外の経験もさせながら育てなければならないといえます。これからは病院、在宅などと分けるのではなく、地域のみんなでみんなの後輩を育てることを考えなきゃ!

医師のように、いくつかの施設を計画的に異動しながら「この病院では急性期、この事業所では訪問看護、この法人では施設看護」などと経験の幅を広げていく、そんな育て方が今後は必要です。まずは、この構想を共有できる看護部長や訪問看護ステーション管理者同士が手を組むことから!

(2016年2月号)

ネットで何を伝えるか

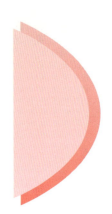

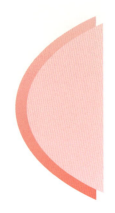

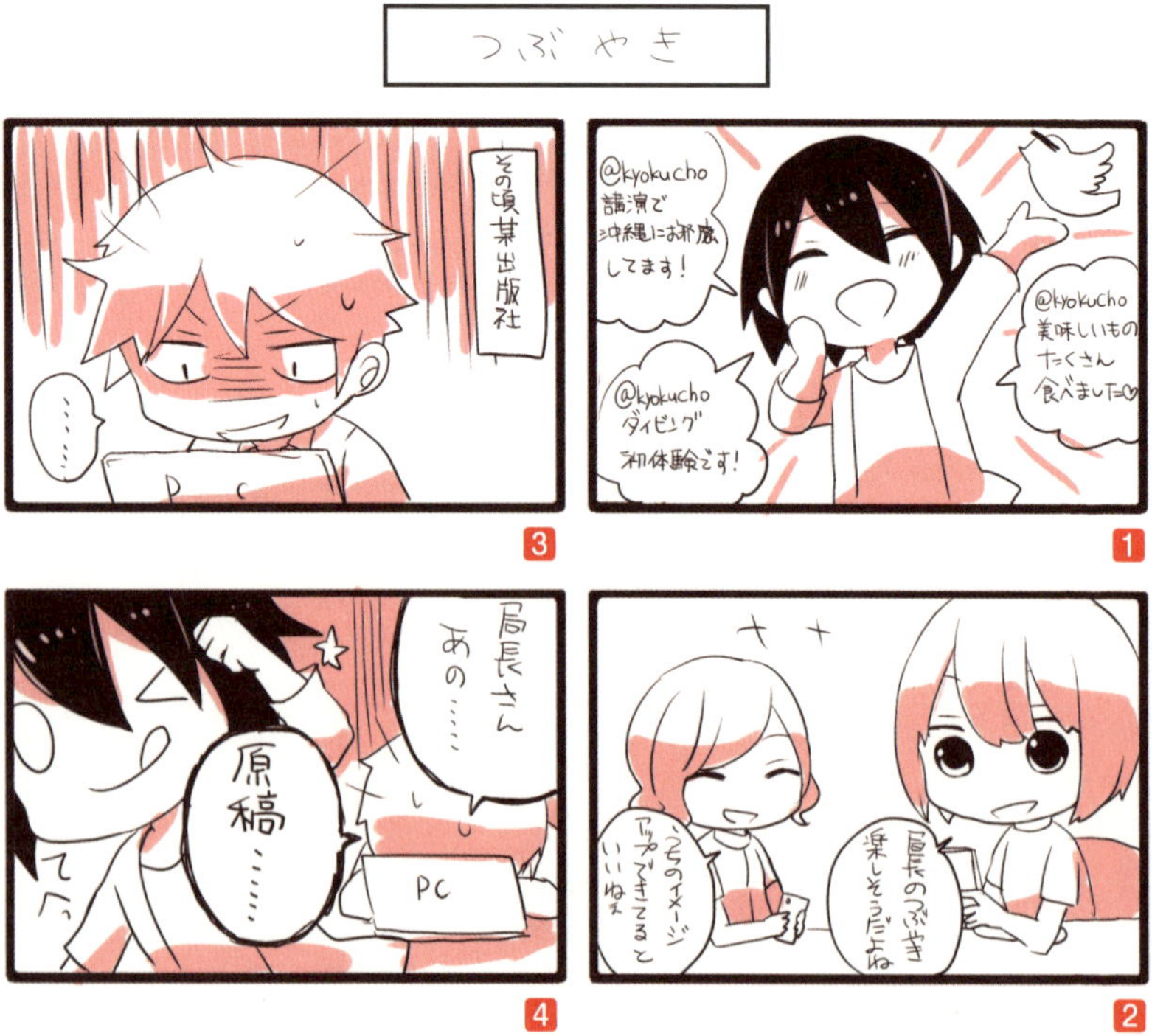
つぶやき
@kyokucho 講演で沖縄にお邪魔してます!
@kyokucho 美味しいものたくさん食べました♡
@kyokucho ダイビング初体験です!
1
局長のつぶやき楽しそうだよね
うちのイメージアップできてるといいねぇ
2
その頃某出版社
……
PC
3
局長さん あの……
原稿……
てへっ
PC
4

どんなウェブサイトですか？

私は日ごろから、いろいろなウェブサイトを見ています。他県の看護協会に講義に行くときにはウェブサイトで場所を確認しますし、ほかの病院や高齢者ケア施設へ打ち合わせなどに行くときにも、あらかじめウェブサイトに目をとおして特徴や雰囲気を知っておくようにしています。仕事以外で見ることもよくあります。出張先で宿泊するホテルや周辺の短時間でまわれる観光スポット。温泉情報もよく探しますし、ご当地のおいしいものも気になります。

いろいろなサイトを見ると、結構、印象に違いがあるものです。写真が豊富なところもあれば、文字ばかりのところもあります。または、組織の理念や建物の構造の説明が多い、働くスタッフ自身の日常が頻繁に更新されている……。

皆さんの病院・高齢者ケア施設・訪問看護ステーションは、どんなウェブサイトになっているでしょうか？

さて、かくいう私の病院も、ウェブサイトは悩みどころです。病院から伝えたいことをタイムリーに掲載するには、時間も手間もかかります。そこで当院では、情報発信を病院全体・看護局・そして私自身と大きく3つのパターンで使い分けています。病院全体のウェブサイトは事務部門が管理し、看護局はブログを開設しています。そして私はTwitterをしています。

病院全体のウェブサイトを更新するには、事務部門に依頼しなければならないため、タイムリーというわけにはいきません。看護局ブログは自分たちで更新できますが、担当者を決めて任せています。私のTwitterは私が自分で更新しますので、今日の出来事、明日の行事などを、簡単に伝えることができます。仕事関連の情報だけでなく、私の休日の様子や出張中に食べたおいしいものの写真などもアップしています。

温もりを伝える情報発信

　ここで皆さんに質問です。なぜ私はTwitterをしていると思いますか？　それは、私や当院の雰囲気を、なるべく自然体で伝えたいと思うからです。

　例えば、就職先を探すときなどは、病院の理念や建物の構造よりも職場の雰囲気が気になりませんか？　就職を考えるナースに、看護局長の雰囲気が伝われば、職場のイメージが少しはわかってもらえそう。サービスを受ける人や相談したい人も、同様に考えていると思います。〝人の温もり〟が大切な業種には、温もりが伝わる情報発信が似合うでしょう。

　そんな理由で、日々の出来事や私の感想などを、ちょっとした合間につぶやいています。私がいつもお願いしている着物のリメイクショップも、今年初挑戦する○○も、ショップのウェブサイトやブログを見て「ここなら相談に乗ってくれそう」と思って選びました。

　なんでもインターネットで検索するのが当たり前の時代。皆さんの職場のウェブサイトにも、ぜひ〝安心〟を載せてくださいね。

（2016年8月号）

人材不足解消に〝ママさんナース〟を

ドッキドキ だ!

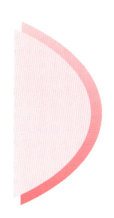

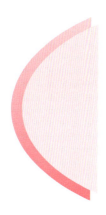

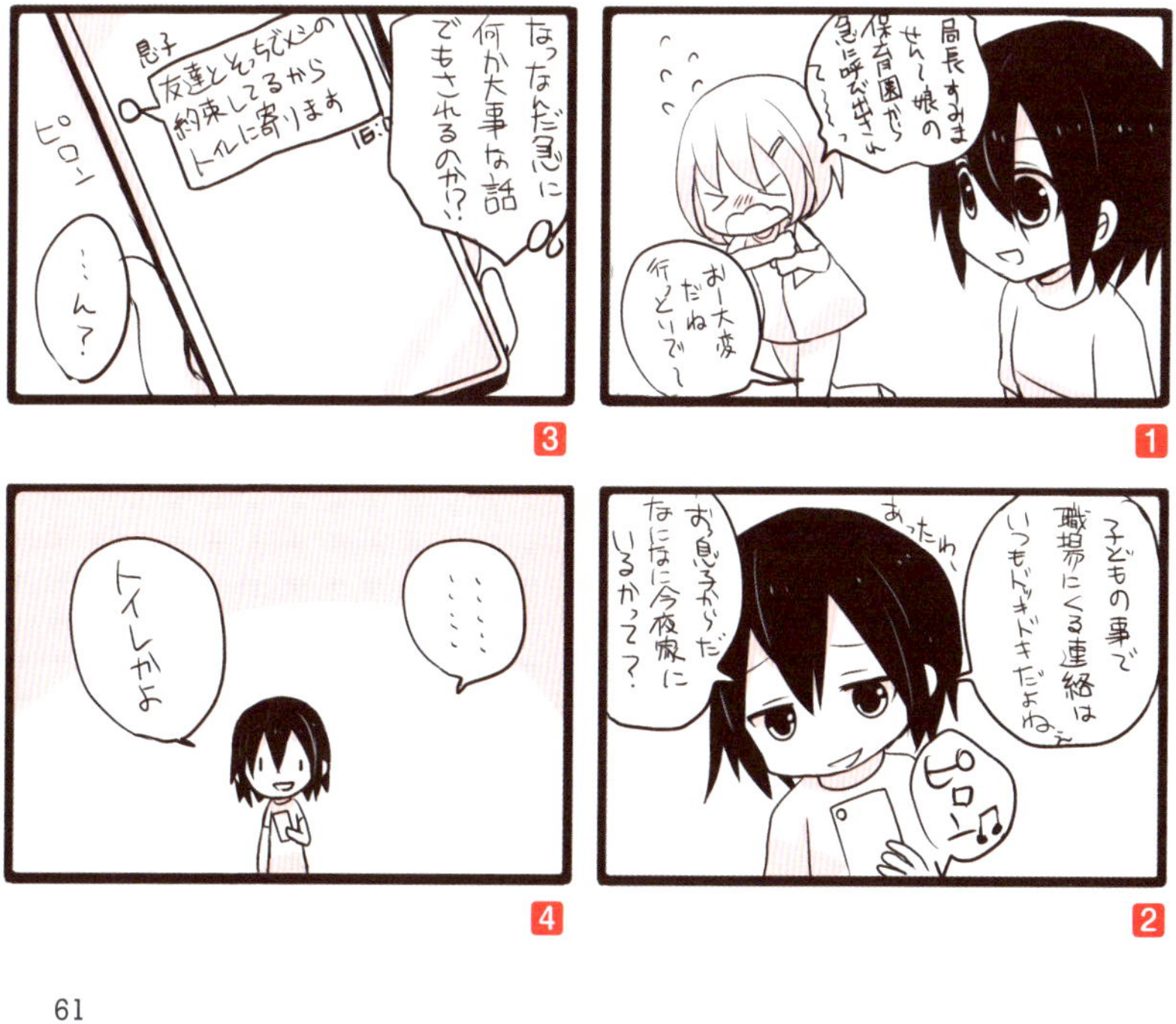

局長すみませ〜ん 娘の保育園から急に呼び出さ〜れて〜〜っ
お〜大変だね 行っといで〜
子どもの事で職場にくる連絡はいつもドッキドキだよねえ
あったわ、
ピロ〜ン♪
お、息子からだ なになに今夜家にいるかって?
なっなんだ急に 何か大事な話でもされるのか?!
息子
友達とそっちでメシの約束してるから トイレに寄ります
ピロ〜ン
……ん?
……
トイレかよ

訪問看護ステーションと病院との連携強化が年々進んでいます。

私の病院では、2011〜2013年度は1〜2日の病棟看護師の訪問看護体験を重ね、2014年度は新卒訪問看護師の初年度研修の受け入れに取り組みました。

2015年度には外来看護師の訪問看護体験に加え、日本看護協会が実施した病棟看護師が訪問看護ステーションに3カ月間出向する事業に参加しました。

新卒訪問看護師育成と3カ月間出向の取り組みは、茨城県看護協会の『Care & Cure 地域包括ケア推進に関する研修会案内』でも紹介されています。インターネット上で読めますので、ぜひご覧ください。

病院看護師の出向の課題

2016年度も、当院の看護師を訪問看護ステーションに出向させる予定です。ただ、この実施にはいくつか難しいことがあるのです。

例えば、ステーションの場所。通勤があまり遠距離になると難しい。また、出向中はその看護職は夜勤をしないため、給与の手取り額が減ります。さらに、出向者はその期間中は出向先と雇用契約が発生します。そのため、原則としてその看護師の給与はステーションが支払うことになります。ベテラン看護師が出向した場合には、ステーションの人件費が激増することもあり得ます。もちろん、出向後すぐに1人前に働けるわけではないので、病院側に教育費用としていくらか負担を求める形にすることもできます。給与・人件費は大事な問題なので、病院とステーションで負担割合をよく検討することが重要です。

これらの課題を解決する方法の1つは、若い〝ママさんナース〟。育児時間の確保を考慮すると、例えば9~16時といった勤務時間となります。このようなパターンは、病院では〝夜勤ができない看護師〟としてマイナスに捉えられやすい場合もあります。しかし、ステーションでは、この時間だけでも働いてくれたら助かるというプラスの評価になりませんか?

環境が変われば評価も変わります。看護師にとって、育児や介護を理由に仕事を辞めるのではなく、適度なバランスを保ちながら働き続けられる訪問看護ステーションは、魅力的な職場だといえます。

子育ては働きながらが楽しい

とすると、病院とステーションの人事交流がもっと進めば、互いの人員不足の悩みが軽くなるかもしれません。そのためには仕事を続けながらの育児のメリットを世間に伝えることが重要です。今でも時々、配偶者やその親に「赤ちゃんを預けて仕事をするな」と言われて悩む看護師がいます。欧米諸国では考えられないこの反応!

そんな人には、この本を紹介します。『働くママと子どもの〈ほどよい距離〉のとり方』(柘植書房新社、2016)。私も自分の子育てを数ページ書いています。働くお母さんたちにぜひ読んでほしいです。子育ては〝働きながら〟が楽しいのよ!

(2016年11月号)

看護管理者はつらい？

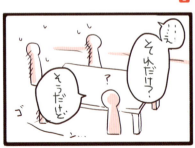

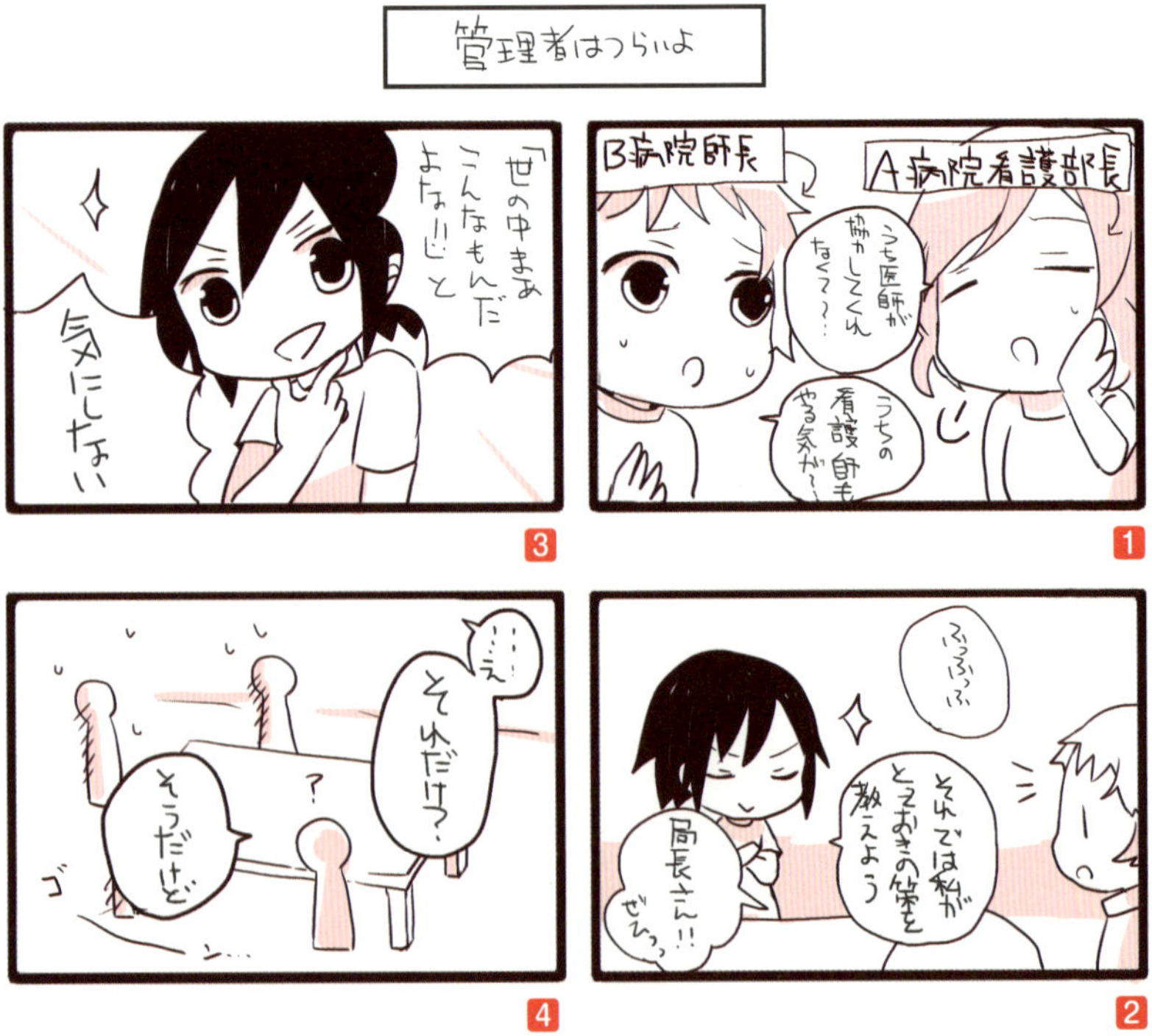
管理者はつらいよ
B病院師長
A病院看護部長
うち医師が協力してくれなくて？…
ウチの看護師もやる気が～…
ふっふっふ
それでは私がとっておきの策を教えよう
局長さん!!
ぜひっ
「世の中まぁこんなもんだよな!!」と
気にしない
…え
それだけ？
?
そうだけど
ゴ
シ…

２０１６年度は院外から本当にたくさんの講演の仕事をいただきました。地域は北海道から沖縄まで20道府県、対象も看護師・病院職員・地域ケアに携わる人々・住民などさまざまでした。その中で２０１７年度に増えたのが看護管理者を対象としたもの、特に講義というより意見交換会の形式のものでした。

病院の看護管理者との意見交換会のテーマで多かったのは「地域連携や退院支援をどのように進めていくか」。これは今年度の診療報酬改定で新設された退院支援加算や退院後訪問指導料の影響が大きかったと考えます。訪問看護管理者が対象のものでは、当院が２０１４〜２０１５年度に取り組んだ訪問看護ステーションとの協働による人材育成に、大きな関心を持っていただいたようでした。

負担・孤独を感じない理由

私にとって少し意外だったのは、看護管理者としてのあり方や部下である看護師の育て方などをテーマとした依頼でした。これらの実施をとおして、自分の立場に負担感や不全感を感じている看護管理者が多いことがわかりました。

もちろん私自身も、看護管理で悩むことはあります。「あれをしておけばよかった」「もう少し早く判断すべきだった」と思うことも時々経験します。それでも、私はあまり負担感や不全感は感じていません。その違いはなんだろうと、最近よく考えます。

私が看護管理でつらさをあまり感じないのは、

「自分ではできないことが多いけれど、それを助けてくれるたくさんの人がいる」と考えているからかもしれません。それに対して看護管理をつらいと思っている人は、自分1人で判断しなければならないと考え、それでいつも孤独だと感じてしまうのでしょうか。

スタッフの頑張りにもつながる

私たちは患者さんを取り巻くチームケアで、例えば、医師が皆の意見を聞かずに1人で決めてしまうときに、不満を感じるのではないでしょうか。最終的に医師の意見にまとまる場合であっても、その過程で皆の意見を聞いてくれると、決定プロセスに参加したことにより、訪問看護師もケアマネジャーもヘルパーも〝自分の役割を果たせた〟と感じます。

看護管理もそれと同じです。決定の過程で部下や関係者の意見を聞けば、意見を聞かれた人たちは決定に参加したという達成感を得たり、管理者から信頼されていると感じたりするでしょう。それは、実施するケアの質の向上にもつながります。

ですから、看護管理者には、1人で決めることよりも、皆と相談することを大切にしてほしいと思います。なんといっても、職場は円滑なコミュニケーションがあってこそです。看護管理者がコミュニケーションの豊かな職場をつくれば、部下も関係者もきっといっそう頑張るでしょう。それは、看護管理者にとってうれしいことであり、ケアを受ける人にとってもプラスとなるはずです。

（2017年3月号）

離職する部下との向き合い方

退職理由

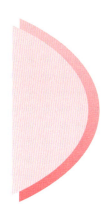

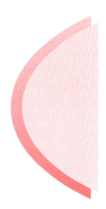

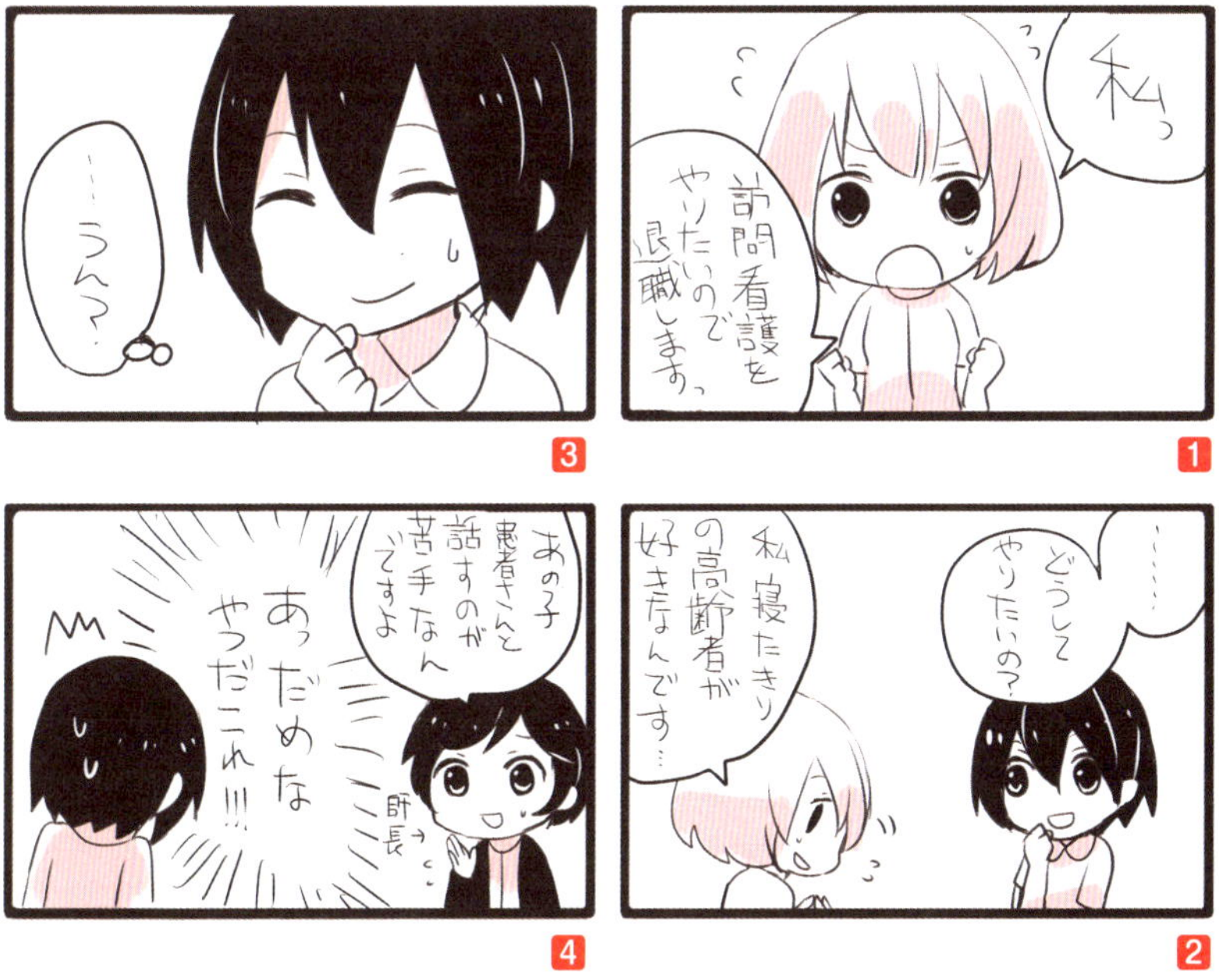
私、
訪問看護をやりたいので退職します。
……
どうしてやりたいの？
私寝たきりの高齢者が好きなんです…
……うん？
あの子患者さんと話すのが苦手なんですよ
師長→
あっだめなやつだこれ!!!

日本看護協会は「2016年病院看護実態調査」の結果速報を発表しました。タイトルには大きな文字で「離職率は常勤10・9%、新卒7・8%で横ばい」。なんだか離職防止の取り組みの効果がないようで、私は疑問を感じました。

就職説明会でも実感

確かに、3月に行われた茨城県内での合同就職説明会でも、看護職の離職が減らない現実を感じました。説明会で掲げている2018年度の採用予定者数が依然多い病院も見受けられました。

病院の看護職員数は、おおむねその病院の病床数です。私の病院も500床で約500人が働いています。もし、例えば500床の病院が50人の採用を予定して募集しているとすると、それだけ退職者がいる、と考えられるでしょう。もちろん病棟増築などの事業拡大があれば、採用人数は増えます。しかし現在、急性期病院の病床は削減傾向にあります。採用人数が多いのは、事業拡大よりはやはり離職者の多さを表していると推測されます。

なお、私の病院では離職率は5%未満で、2018年度の採用予定数は〝若干名〟です。看護学生や看護学校の先生方からは、若干名とは何人かと質問が寄せられます。職員を大切にしていることが、低い離職率につながっているのかもしれません。

ここ数年、ワーク・ライフ・バランスの見直しが叫ばれ、医療機関や看護協会などでもいろいろな取り組みが推進されています。これは看護業界だけではなく、一般企業も同様です。２０１７年度から始まったプレミアムフライデーなどもその1つですね。そのほかにも男性職員の育児休業取得や、記念日に有給休暇を付与するなど、それぞれの組織で休日を多くとれるようになってきていると思います。

やりがいある職場に出会って

しかし、それでも看護職の離職率が下がらないのはなぜでしょうか。中には、看護職の病院から在宅・施設への移動のケースもあるのかもしれません。訪問看護ステーションや施設などでは病院以上に採用に困っているので、病院からの離職者が求人に応募してくるのはよいことでしょう。ただ、そのような転職の背景が、今の病院が嫌だからとか、人間関係に疲れたから、といった理由ではないといいなぁ、と思います。

私は、看護職が当院から離職する際には、若手でも定年間近であっても、離職をその職員のキャリアアップとして考え、次の職場についての相談にもしっかり対応して送り出すことにしています。

「これからどんな看護をしていきたい?」「逆にどういう分野は苦手?」「何歳まで働きたい?」「生活面で削れないのは収入? それとも休日?」。このようなことを話し合って、一緒に次の職場を考えます。今の環境でうまくいかなくても、1人の大切な看護師ですから、どこかでやりがいを感じる職場に出会えるよう祈っています。

（２０１７年6月号）

広い視野で情報をキャッチし活用しよう

視野狭窄

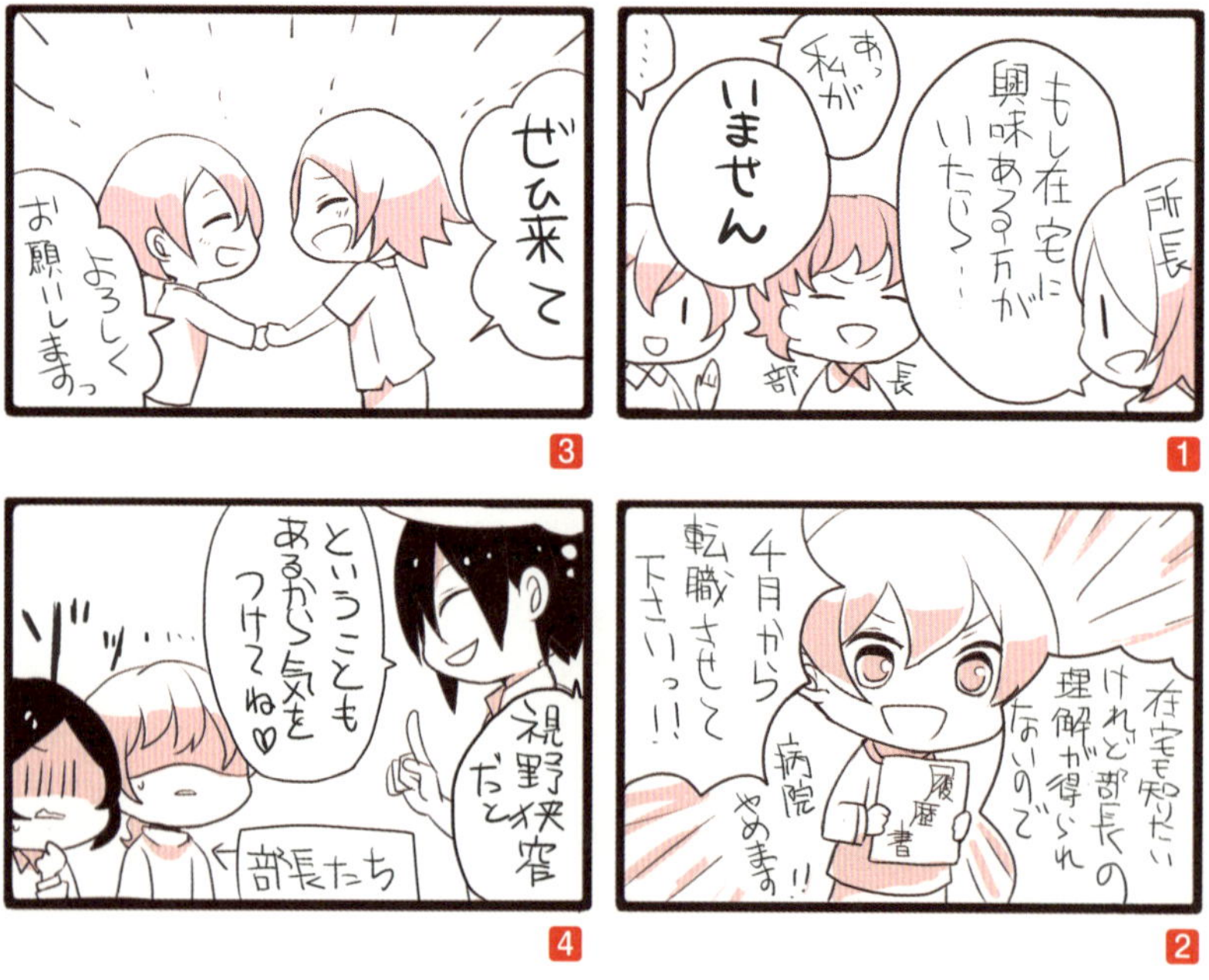

所長
もし在宅に興味ある方がいたら・・・
あっ私が
いません
・・・
部長
1
在宅も知りたいけれど部長の理解が得られないので
病院やめます!!
4月から転職させて下さいっ!!
履歴書
2
ぜひ来て
よろしくお願いしますっ
3
視野狭窄だと
ということもあるから気をつけてね♡
ゾゾッ・・・
部長たち
4

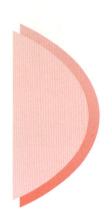

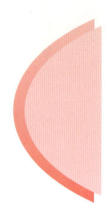

平成30年度診療報酬・介護報酬ダブル改定の中身が、少しずつ見えてくる時期になりました。これからの数カ月は、中央社会保険医療協議会(中医協)の資料や新聞報道などに敏感になっておかなければなりません。私も、医療・介護のどの部分が評価され、逆にどの評価が下がるかと、ドキドキしています。

例えば、中医協の第353回資料の中で、前回の診療報酬改定の影響を検証する調査結果として、同改定で75%から80%に引き上げられた7対1入院基本料の算定要件となる在宅復帰率を、ほとんどの病棟がクリアしているという報告を発見しました。そこで「次の改定で85%になる? まさか一気に90%にはしないよね」と考えます。その上で、当院の在宅復帰率はいつも94%前後なので、ひとまずこれまでどおりの対応で大丈夫だろうと判断します。

退院後訪問指導料の現状

前改定では、病院・在宅にかかわる評価として、退院後訪問指導料が新設されました。入院していた医療機関の看護師が、退院後1カ月以内に5回を限度に訪問看護を行うもので、点数は580点です。さらに訪問看護師等と同行すると20点の加算が算定できます。

これは、訪問看護を依頼するかどうかの判断が難しい患者や、その利用に消極的な人に効果があると考えます。病院で退院時に指導したケアなどを自宅でもできるか不安な患者について、指導した看護師が訪問して確認し、十分にできていればその後は外来でフォロー、もう少し手助けの継続が必要であれば退院後訪問指導をさらに数回、それでも難しいと判断すれば訪問看護ステーションにつなげればよいのです。当院では2018年度、1カ月に1人ほどに実施しています。

これを他院の人に伝えると、よく質問されるのが「移動のための車はどうしているか?」「車での訪問中に事故に遭ったらどうするのか?」です。私はいつもこう答えます。「病院にはたいてい公用車があり、事務部門のスタッフの業務での外出は日常的に行われています。ご自分の病院で相談してください」。

このような質問が挙がる背景には、もしややりたくないという気持ちがあるのかしら? と首をかしげます。

判断と行動でダブル改定に対応

だって、患者が、在宅療養に不安があるにもかかわらず訪問看護の利用に消極的で、誰かが看護を継続しなければ悪化や二次的な問題を生じるリスクが高く、看護師として行く必要があると判断したのなら、院内の誰かに相談して問題を解決すればよいだけの話です。

そもそも、退院後訪問指導料自体を知らない、自分の勤務先での公用車の有無や看護職が使えるかも知らない、だからできない。なんという視野狭窄! とは思えど、私たちが時に陥りがちな思考です。

もっともっと視野を広くして、情報をどんどんキャッチしないと、ダブル改定は乗り越えられませんよ!

（2018年1月号）

やる気のスイッチは“安心感”

職場環境

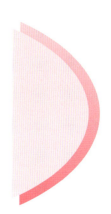

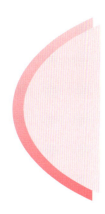

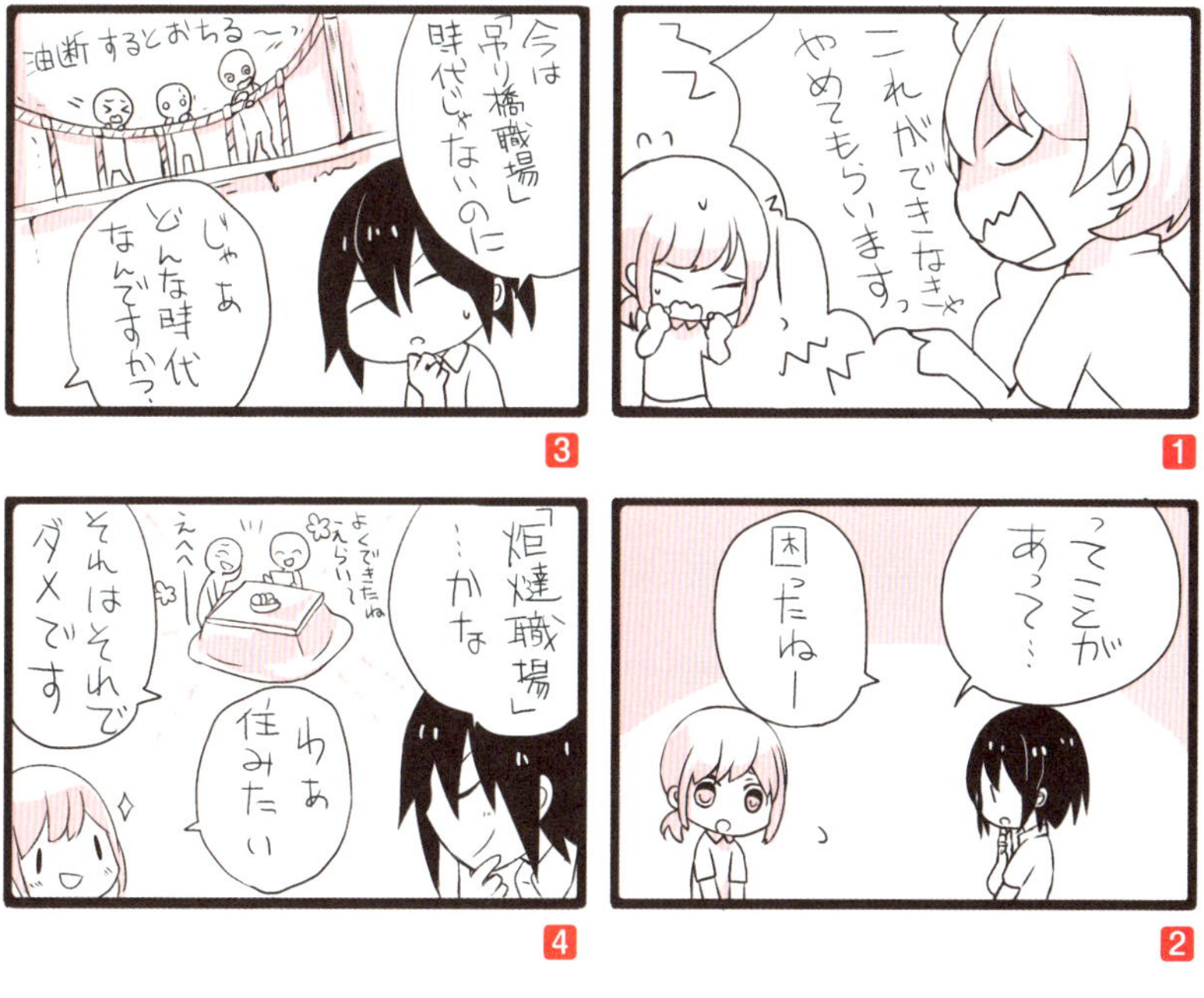

これができなきゃやめてもらいますっ
ってことがあって…
困ったねー
今は「吊り橋職場」時代じゃないのに
油断するとおちる〜
じゃあどんな時代なんですかっ?
「炬燵職場」…かな
よくできたね えらい〜
えへへー
わぁ住みたい
それはそれでダメです

私は2016年に『訪問看護師は〝所長〟で育つ！』（日本看護協会出版会）、2017年に『イラストでわかる　元気になる看護管理　誰でもできる　みんなが変わる』（中央法規出版）と、2年続けて本を出版しました。まわりからは、「忙しいのによく原稿を書く時間があるね」と言われます。個人的には、原稿執筆に必要なのは、時間以上に書く〝ネタ〟だと思っています。この連載も、まずはネタありきです！

当院のコミュニケーション事情

この2冊を出版した影響か、最近、人材育成について話をしてほしいという依頼や相談なども増えています。また、2018年度は当院に、看護管理者教育課程サードレベルの研修者が7人も来てくれました。研修の目的は、退院支援の仕組みと人材育成の実際を見たいというのがほとんどでした。

研修者からは、「師長が元気ですね」「コミュニケーションが活発ですね」「看護部長と話すと、私はものすごく緊張するのに、ここはそうではないのですね」といった感想が上がりました。いやいや、当院のスタッフも、私の部屋に呼び出されると、一応は緊張すると言っていますよ（笑）。とはいえ、師長・副師長クラスであれば、緊張するというほどではないようです。

この理由の1つは、私が普段からスタッフに同じ看護師としていろいろと相談や依頼をしたり、院内のあちこちで声をかけたりしているからかもしれません。「これ、どこに捨てたらいいかしら?」「この患者さん、ご案内してくれるかしら?」などのほか、お腹の大きな看護師には「いつから産休だっけ? 大事にしてね」、育児休業から復帰して間もない看護師には「お子さん、風邪ひかない?」、研修への参加者には「面白かった?」、時間外勤務をして帰る看護師には「今日は忙しかったよね。お疲れ様、気をつけてね」など。そのため、特別緊張せずに私と話をしてくれるスタッフは、結構たくさんいます。

「あと1歩」を踏み出せる職場

私は看護師として毎日、患者に接するわけではありません。患者の目の前に立つ看護師たちが働きやすい環境をつくるのが、私の仕事です。でも、時には1人の看護師として患者に接し、ほかのスタッフと一緒に考え、仕事を分担・共有することがあります。こうして、働く仲間を同じ看護師として、さらに将来の看護を担う人として、大切にしたいと思っています。

スタッフが大切にされている職場は、働いていて安心感があるはずです。安心感があると、あと1歩踏み出しても大丈夫そう、だからもう少し頑張ろうという意欲が引き出されます。おかげで、当院のスタッフは特定行為研修も続々と受講し、すでに10人が修了または受講中。しかも皆が、将来はその知識や技術を地域で生かすイメージを持っています。

これは、訪問看護ステーションでも施設でも同じはず。職場の安心感を高めれば、人はきっと成長します。

(2018年2月号)

10年目を迎えて、9年間の振り返り

ジャンプ

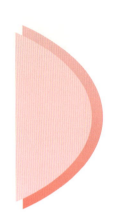

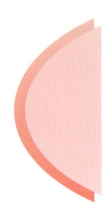

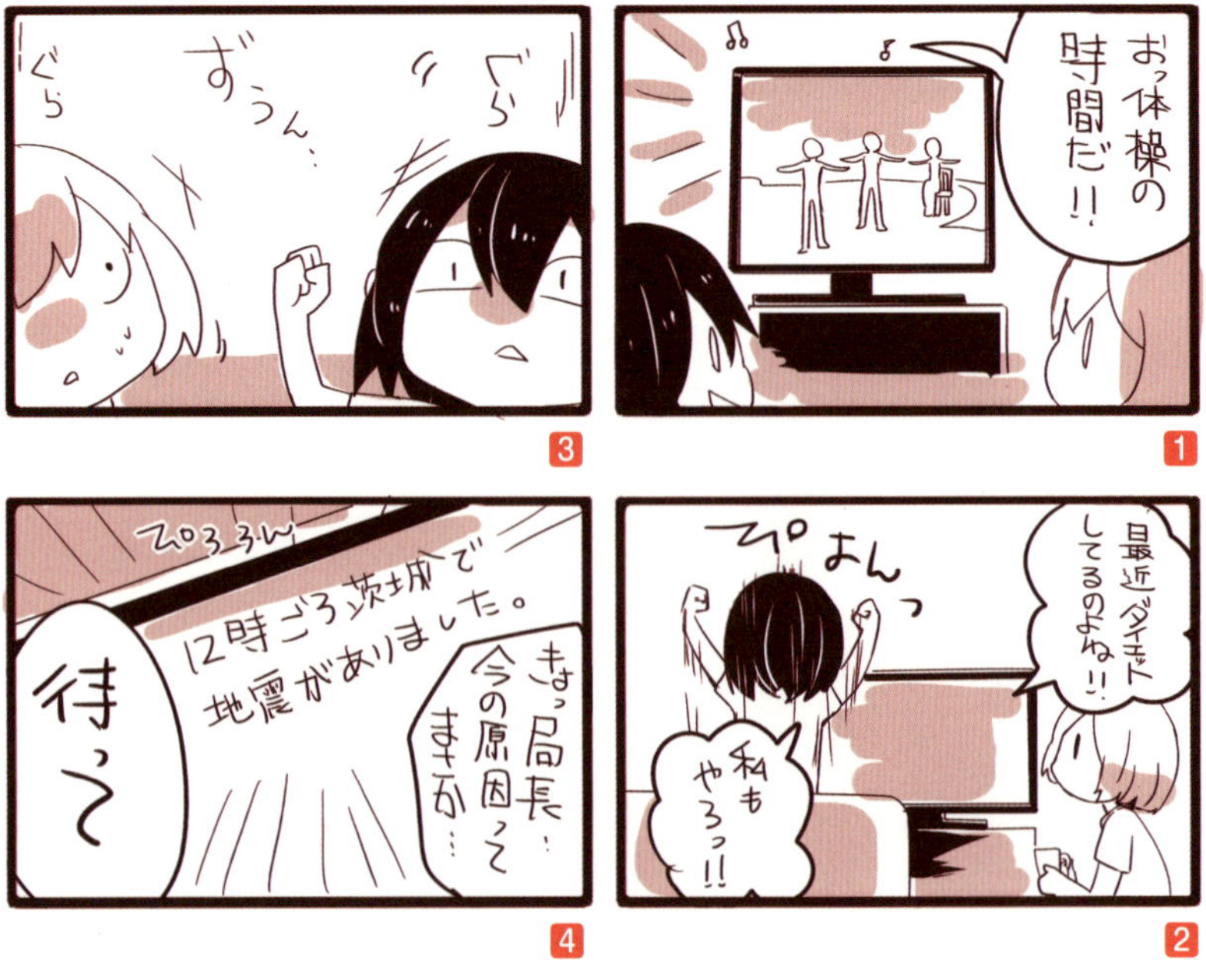
おっ体操の時間だ!!
ぴょんっ
最近ダイエットしてるのよね!!
私もやろっ!!
ぐら
ずうん…
ぐら
ぴろろろん
12時ごろ茨城で地震がありました。
きょっ局長…今の原因ってまさか…
待って

私が当院に着任したのは2010年4月。2019年度は10年目になります。演歌歌手ならデビュー10周年記念の全国ツアーを実施するところでしょうか（笑）。そういえば、今年度もすでに北海道から沖縄まで仕事が予定されています。

さて、せっかく10年目が始まるので、今、感じることや考えていることを、2回にわたって書きたいと思います。今回はまず、9年間の振り返りです。

震災対応と人材育成強化

2010年度は、着任から1年を迎える目前の2011年3月に東日本大震災がありました。あの日、私は4階病棟をラウンド中でした。看護局長室のある本館の病棟は壁や天井の至る所にひびや建材の損傷が生じました。半面、被災によって部下や他部門との絆は強まったと思います。

その後の3年間は損傷した病棟の修繕に追われた一方で、救急患者の受け入れ数を増やすために看護職の増員をはかりました。同時に、ほかの病院への看護職派遣や他院からの派遣受け入れなどを少しずつ開始し、当院が現在、実施している多施設協働による看護職育成の仕組みの土台ができた時期でもあります。

2015年度ごろには、ようやく震災の影響が薄れ、看護師たちも救急患者・重症患者の受け入れに慣れてきました。さらに、退院支援や地域連携への関心が高まり、以降、ほぼ毎年度、訪問看護体験研修を実施するようになりました。

2016~2018年度は複数の訪問看護ステーションや他院への看護師出向を実施しました。こうした多機関協働による人材育成は、院内外の多くの人に関心を持ってもらえました。また、月単位の出向に加え、認定看護師の地域派遣も非常に活発化しました。2018年度は、なんと36人が訪問看護体験研修を受講しました。2017年度までの8年間の受講者は計約70人だったので、この数からも変化がうかがえます。

“ジャンプ”の1年に

当院の看護局は、私の着任時から大きく変わったと感じています。看護師1人ひとりもとても意欲的になり、当院の看護師のうち認定看護師などのスペシャリストの割合が5％以上になりました。今では、認定看護師や特定行為研修修了者たちが院内のどのセクションにもいるし、何か困ったことが起きても師長たちは皆で助け合って解決しています。当院への見学・視察の来訪者も増え、そのほとんどの人が「職員が皆、仲がよい」「師長たちが明るく元気」といった感想を言ってくれます。私たちはそれを聞き、うれしくてもっと元気になります。

9年間を振り返ると、2010~2015年度がホップ、2016~2018年度がステップの時期でした。10年目となる2019年度はジャンプの年になると期待しています。今年はいきいき茨城ゆめ国体2019、来年は東京オリンピック・パラリンピックが開催。私たちも、金メダルまでうーんと高くジャンプしちゃおう！

（2019年4月号）

10周年記念とこれからの夢

記念

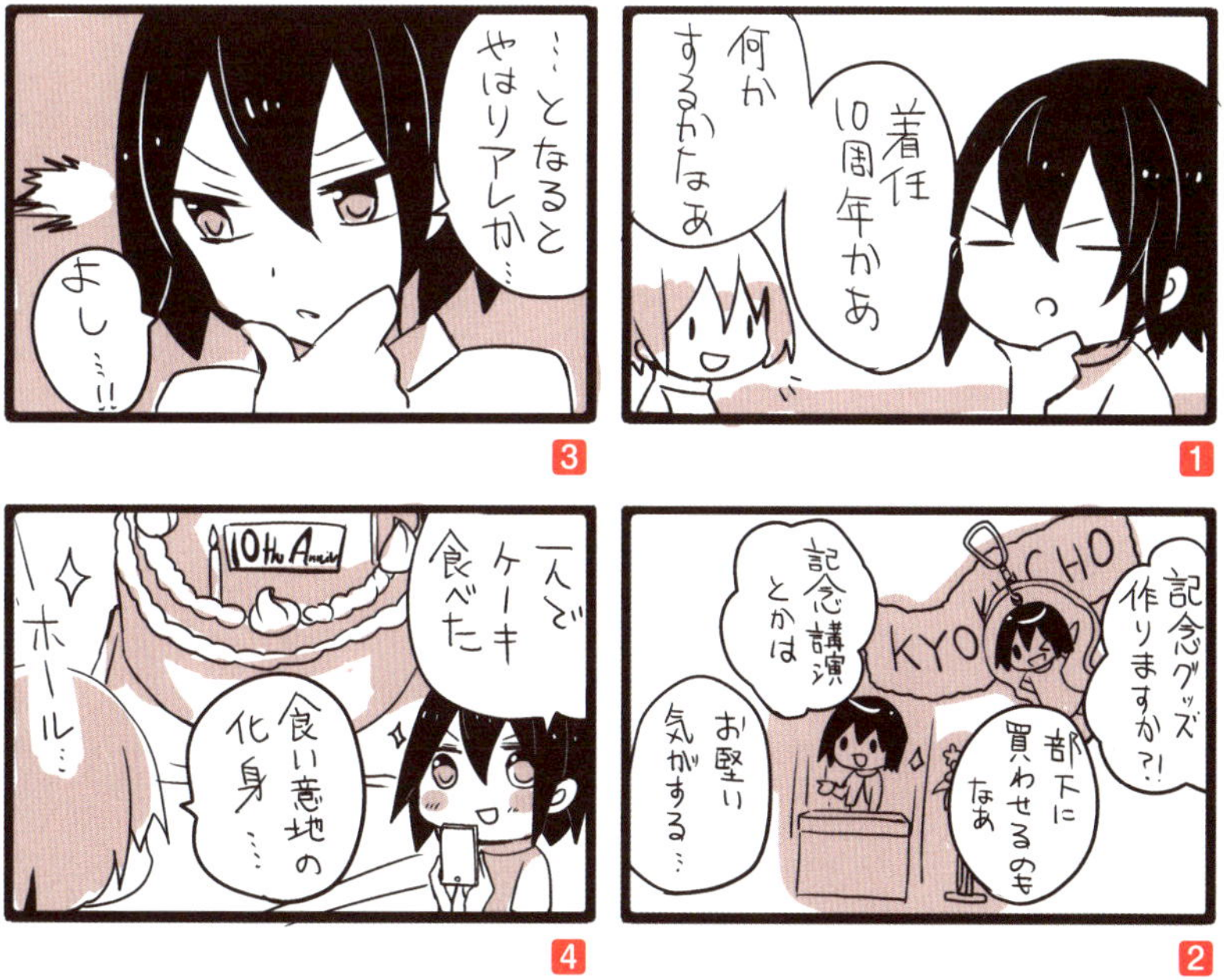

1
着任10周年かあ
何かするかなあ
2
記念グッズ作りますか?!
KYO CHO
部下に買わせるのもなあ
記念講演とかは
お堅い気がする…
3
…となるとやはりアレか…
よし…!!
4
10th Anniv
一人でケーキ食べた
ホール…
食い意地の化身…

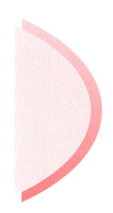

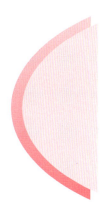

2019年度は、私が現職に着任して10年目になります。もし私がアイドルなら10周年記念ツアーをするところ。いや、待て。すでに北から南まで全国ツアーが入っています（?·）。6月には北海道函館市で開催される日本看護協会通常総会に参加します。なんとその翌週は沖縄で仕事。さらに春から秋にかけて東北をほぼ網羅し、九州でも福岡・宮崎・鹿児島と、たくさんの都道府県にお邪魔する予定になっています。

こんなふうに頻繁に遠出をしていると、「病院にいないのでは？」と思われがちです。確かに週に1日程度は院外で仕事をしていますが、これらはむしろ、いろいろな地域での取り組みを勉強しに行っているようなものなのです。

例えば、私が看看連携の講義をすると、よく医師から「病院全体や医師同士はどのように連携をしているのか」という質問を受けますが、実は当院は看看連携はいくらか進んでいる半面、病院全体や医師の連携はよいとは言えません。また、茨城県は医師少数県で、人口10万人対医師の人数は全国46位、小児科医師数は47位。つなぎたくても医師がいない、という問題が深刻です。医師数が少ないために、効率性や働き方改革を踏まえ、人員を病院に集中せざるを得ないのが実情です。こうした課題の解決に向けたヒントを得るため、情報収集の努力をしています。

看護で地域をつなぐ取り組み

このような背景から、私は今後、さらに「地域を看護でつなぐ取り組み」を進めたいと考えています。まずはなんと言っても訪問看護師の確保。これを地域の中核病院である当院で行うというものです。病院同士の連携もより推進することが望まれます。病院の機能分化が進む中、1つの病院内だけでなく、機能の異なる複数の病院をローテーションさせながら看護師を育成できないかと検討しています。

また、認定看護師などのスペシャリストナースの派遣バンクのような部門をつくれたらよいと思っています。住民がどこにいても、質の高い看護を受けられるようにするためには、病院以外で働く看護職の人数を増やすことが重要です。しかし、病院外では療養者の疾患や治療は多様である半面、高い専門性を持つ看護職を常時、職員として確保するのは効率的ではありません。だとすると、専門性の高い看護職が、必要なときに必要な場所に出かけられる仕組みが必要です。

まずは言葉にして発信

10周年の区切りに、これからやりたいことを書き出してみました。さて、私はどの程度まで夢をかなえられるでしょうか。いずれも簡単にできることではありませんが、夢は語らなければ近づけないのだと思います。イチローさんも、羽生結弦君も、福原愛ちゃんも、皆、小さいころに夢を描いて実現しています。

私は彼らの足元にも及びませんが、夢を言葉にして、実現に向けて取り組んでいきたいです。

（2019年5月号）

障がい者雇用で職場に優しさが

障がい者チーム？

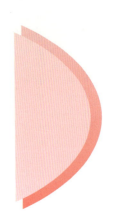

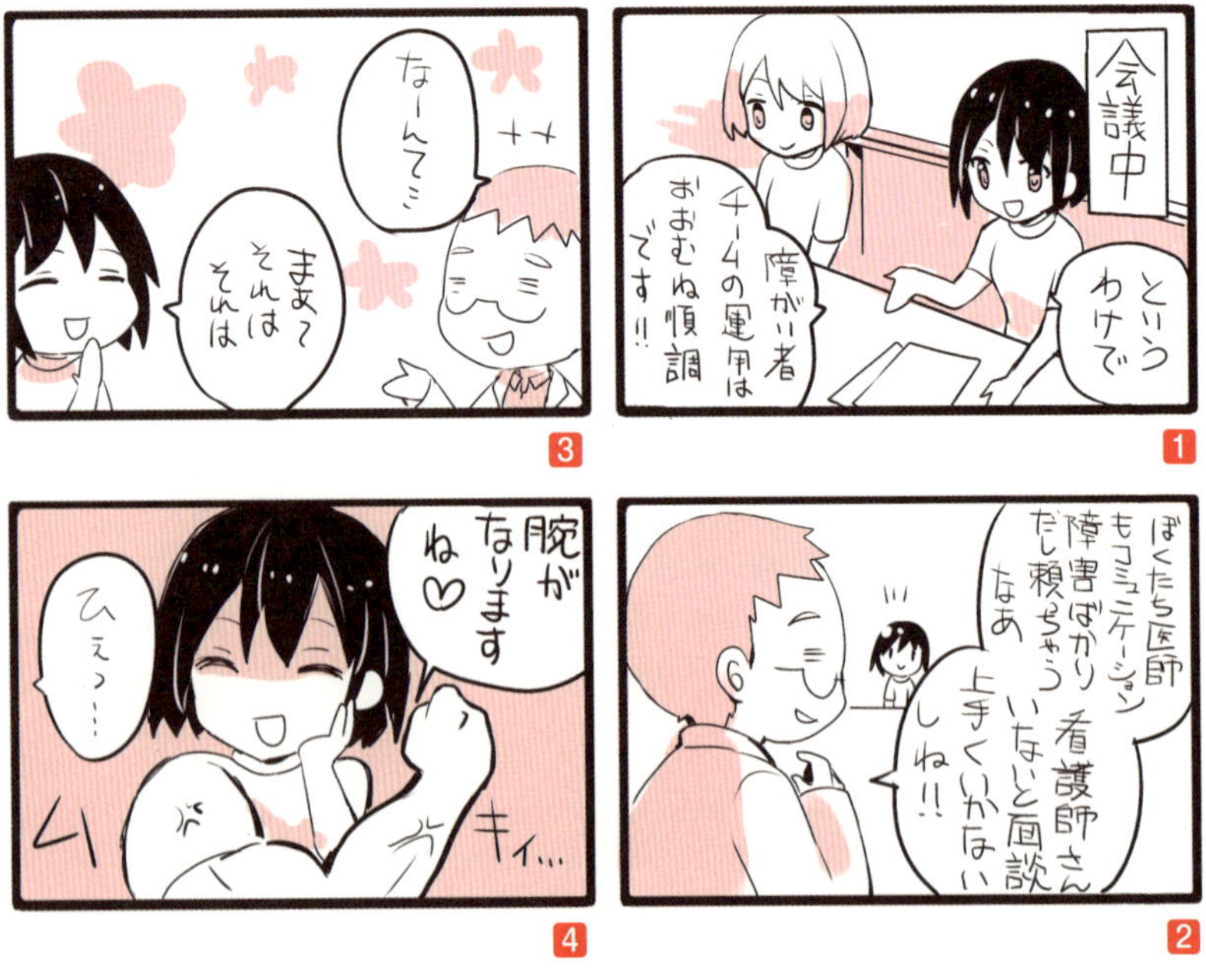
会議中
というわけで
障がい者チームの運用はおおむね順調です!!
ぼくたち医師もコミュニケーション障害ばかりだし頼っちゃうなあ
看護師さんいないと面談上手くいかないしね!!
なーんて
まあそれはそれは
腕がなりますね♡
ひぇっ…
キィ…

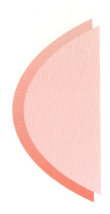

しばらく前に、障がい者の法定雇用率の水増し問題がニュースになったのを覚えていますか。茨城県も管理が不十分だったことがわかり、県立病院である当院でも障がい者の雇用を増やす対策が急務となりました。

実は、これは私がかねてから取り組みたかったことでした。しかし、幹部職員はどの部門にどのような障害のある人を何人雇用するかなどの方針策定に迷っていたようで、消極的な姿勢を見せていました。そんな中、看護局なら雇用が可能ではないかとの意見が上がり、検討が開始されました。私は、県庁病院局の事務担当者と一緒に先駆的に障がい者雇用を導入している介護施設等に見学に行ったり、当院の師長たちの意見を聞いたりして、準備を進めました。

そして、ハローワークが開催する合同面接会に参加し、たくさんの求職者と面接しました。求職者の年齢は高校生から50代までと幅広く、障害の種類も知的・精神・身体などさまざまでした。皆、ぜひ働きたいと一生懸命な様子でしたが、一方で過去に仕事をしたもののうまくいかなかった経験を持つ人も多く、業務内容への不安や疑問点についていろいろな質問が寄せられました。結果的に、7人を雇用することとなりました。

職場にとって不可欠な存在に

最近、私は研修会などで障がい者雇用についても情報発信しています。受講者から必ずあがる質問は、この職員たちが何をしているかです。当院では、点滴固定用の絆創膏の決まったサイズ・形へのカット、気管切開をしている患者のエプロンガーゼの準備など多様な仕事を担ってもらっています。今では障がい者職員がいなければ仕事が進まないほどです。

看護と通じること

２０１９年度は働き方改革が重要テーマ。とはいえ、これまでより労働時間を減らして、それでも成果を上げるなど、なかなか困難です。そこで、より多様な人材の活用が鍵となります。

障がい者雇用には、手間や配慮を要する場面があります。例えば、若い職員について家族との情報確認・共有が必要となることもありました。また、障害の特性によって得意な作業が異なるため、職員と作業をマッチングさせる上では、個々の職員をよく理解することが大切です。これはまさに、看護の理念や実践と共通しているのではないでしょうか。

障がい者職員たちが悩みながらも一生懸命に働き、仕事があることがうれしいと話すのを聞くと、あらためて仕事というものの価値を実感します。当院の障がい者職員の部署名は「ゆりのき工房」。毎日、元気に出勤する姿を見ると、私も幸せを感じます。

これまで、患者という立場の障がい者には接してきましたが、同僚として共に働く機会はあまりありませんでした。しかし、共に働くことで、多様な個性を尊重し、仕事の喜びを分かち合い、互いを思いやることのできる〝優しい職場〟になっていくのだと思います。

（２０１９年９月号）

第2章

看護師の意欲の育て方

QOLって何?

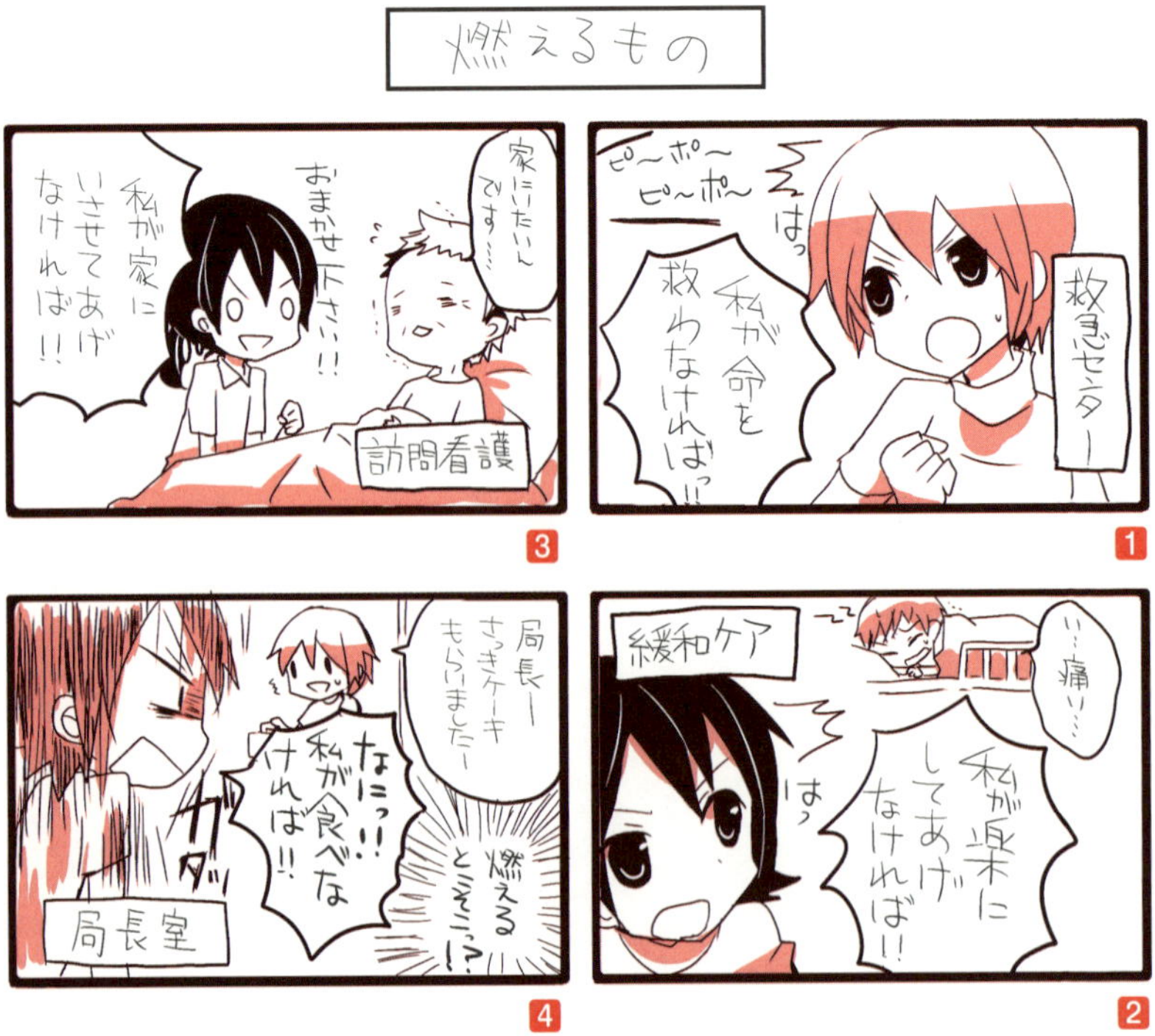

燃えるもの
ピ〜ポ〜 ピ〜ポ〜
はっ
救急センター
私が命を救わなければっ!!
緩和ケア
い…痛い…
はっ
私が楽にしてあげなければ!!
訪問看護
家にいたいんです…
おまかせ下さい!!
私が家にいさせてあげなければ!!
局長室
局長ー さっきケーキもらいましたー
なにっ!! 私が食べなければ!!
ガタッ
燃えるところ!?

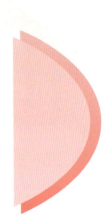

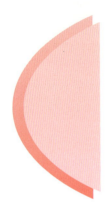

看護師は自分のＱＯＬに無関心

私は緩和ケアについて、よく講義をします。そこではＷＨＯの緩和ケアの定義を必ず紹介します。皆さんは、緩和ケアの定義をご存知ですか？

ここでは全文を紹介することは省略しますが、定義の要旨は「患者と家族のＱＯＬを改善するアプローチ」となっています。私はこれを説明するときに、いつも受講者に対して「あなた自身のＱＯＬを考えたことがあるか」と尋ねます。そして、「今、ＱＯＬが高いか」と聞くのです。

私たち看護師は「患者のＱＯＬ」を議論することはありますが、「自分のＱＯＬ」については意外に無関心なように感じます。無関心どころか、ＱＯＬが低いのではないかと思うことさえあります。

20年くらい前に、看護師の仕事を〝３Ｋ〟などと言っていたのを覚えているでしょうか？　あの当時、他の職種ではなく、看護師自身がそのように言っていたのを思い返すと、自分自身の仕事に達成感や満足感がなかったのかもしれません。

やりがいも人それぞれ

ところで、病院と在宅の看護師を比較すると、私は在宅の看護師のほうがＱＯＬは高いように思います。例えば、よく、「訪問看護師は熱い」という言葉を聞きます。

また、一度訪問看護をやると、病院へ戻る人は多くありません。病院から訪問看護へは移動しますが、訪問看護から病院へという動き方は、どちらかというと少数派です。

それに、訪問看護ステーションは事業規模が小さいため、大規模病院に比べて福利厚生などが十分でないところも多いのに、それでも「訪問看護を続けたい！」と、たくさんの訪問看護師が言います。訪問看護師は労働条件としては病院より多少劣っていても、職務満足度が高いのかもしれませんね。

しかし、病院にもやりがいのある看護があります。救急救命センターの看護師から「ここはやりがいがある。なぜなら、ここで命を救わなければその人の人生が終わってしまうのだから」と言われたことがあります。また、手術看護認定看護師から「手術中、患者さんは意識がない。そのときのその人を知っているのは私たちだけ。だから、手術室看護師だけが患者の代弁ができる」と言われたことがあります。

このように、私たち看護師は、その領域その領域で、その看護に価値を置き、「自分の領域の看護こそ看護の本質だ」と誇りを持つことができます。ただ、看護師によって、その感じ方が違うのです。

これは、患者さんやご家族も一緒です。1人ひとり、何を大切に思い、何に価値を置き、何を喜び、何をうれしいと思うかが違います。この1人ひとりが大切にしていることがQOLなのではないでしょうか。

4月は今年度の目標などを考える時期です。皆さんも、一度立ち止まって、「自分のQOL」や「自分にとっての看護は何であるか」を考えてみるのもよいと思います。

（2013年4月号）

エレガントさも交渉術のうち

エレガントに

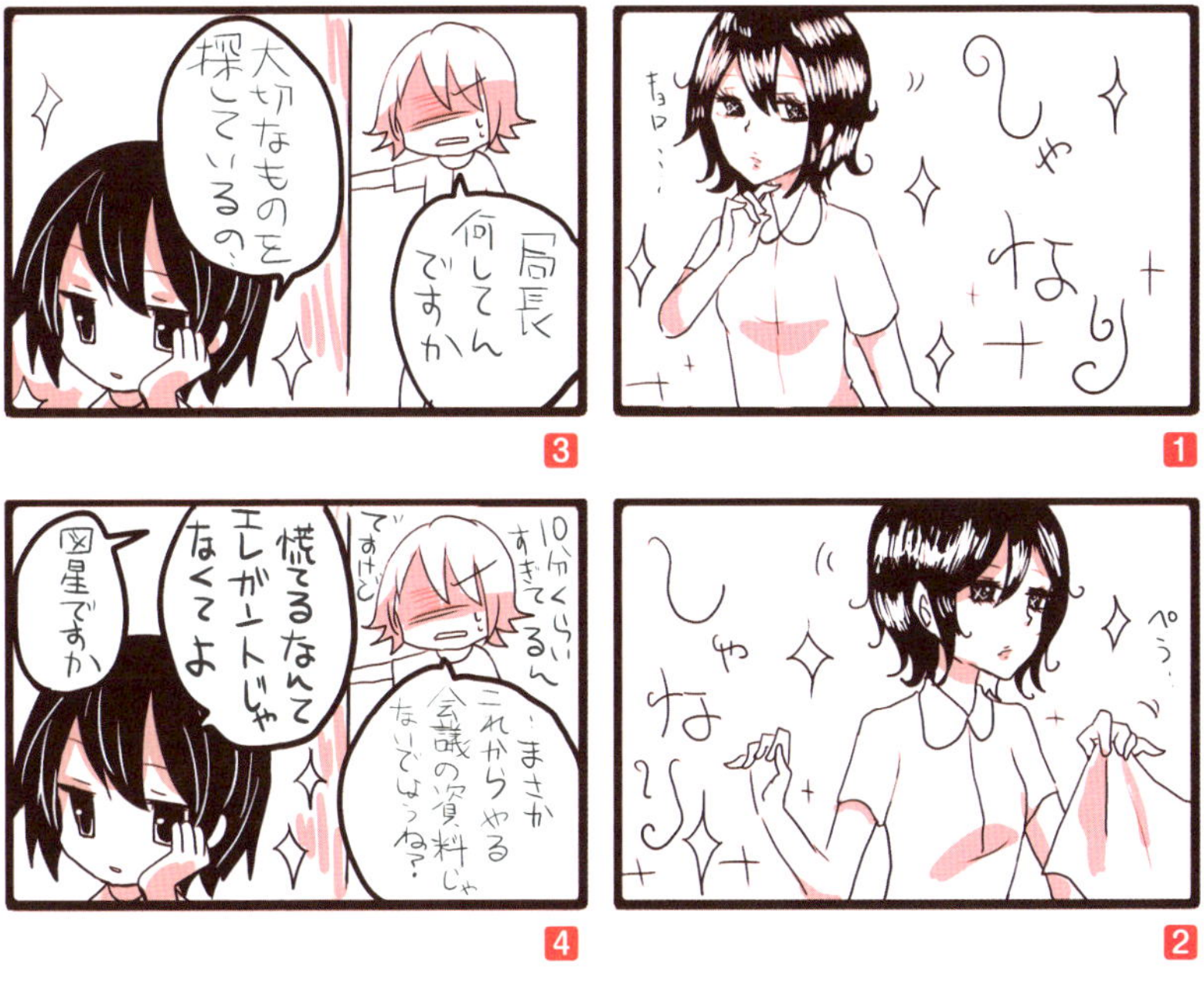
局長 何してんですか
大切なものを探しているの…
10分くらいすぎてるんですけど
…まさかこれからやる会議の資料じゃないでしょうね？
慌てるなんてエレガントじゃなくてよ
図星ですか

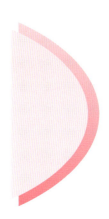

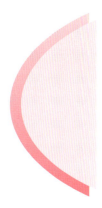

"エレガントな私"のスイッチをオンにする

日に日に寒さが募ってきました。寒さがつらいとはいえ、冬はクリスマスやイルミネーションなど、華やかな企画があるものです。

さて、私は看護局長という立場上、病院長や医師会長などにもお会いします。このような方と一緒のかしこまった場面では、私はちょっとした配慮をします。それは何かというと、エレガントさの調節です。

私と直接会ったことのある方は、私が吉本系であることも、べらんめえなところも、ご存知だと思います。また、茨城弁になっちゃうこともしばしばです。ただ、かしこまった席では、吉本系の私もべらんめえの私も茨城弁の私もオフにします。その代わりにスイッチを入れるのが"エレガントな私"です。

——ここで吹き出しているのは誰ですか？——

私はもともとセレブな家で育ったわけではありませんが、最近では訓練の成果で、スイッチオンが滑らかになってきたように思います。

訪問看護ステーションだからこそエレガントさが必要！

私は訪問看護ステーションの所長になったころから、エレガントさを高めようと考え始めました。というのも、病棟勤務では所属外の人と交渉することは少なかったのですが、訪問看護ステーションの所長になってからは、連携先の業者さん、行政の課長さん・部長さん、医師会の先生などと、会議で会ったり、物事の交渉をしたりということが増えてきたからです。

そのようなころ、書店のビジネス本コーナーに立ち寄って、『女性管理職の○○』や『できる女性の○○』などという本を数冊のぞいてみました。すると、上品さやエレガントさについて、いくつも書かれていたのでした。

例えば、「かしこまりました」という言葉は、ゆっくり、語尾を下げて話すというものです。この話し方は、相手に品のよさと安心感を与え、それは信頼につながるそうです。また、「すみません」は「申し訳ありません」に、「〜してください」は「〜していただけますか」にすると、同じような効果があるようです。


このような言葉遣いは、慣れないとわざとらしい感じがするかもしれません。ですが、初めての方へ電話で依頼などをする際に、一度「〜していただけますか」とか「かしこまりました」と言ってみてください。相手は心の中で、「落ち着いた雰囲気の人だな」「信頼できそうな人だな」などと感じると思います。そうなれば、こちらからの依頼の半分は通ったようなもの。つまり、エレガントさは交渉術の1つなのです。

皆さんも、どこかで、ほんのちょっとだけエレガントさを意識してみてはいかがでしょうか？　いつもより交渉がスムーズにいくかもしれませんよ。

ほら、少し前に話題になった「お・も・て・な・し」の方のように?!


（2013年12月号）

患者さんからのご指摘にどう応えるか

そっちか

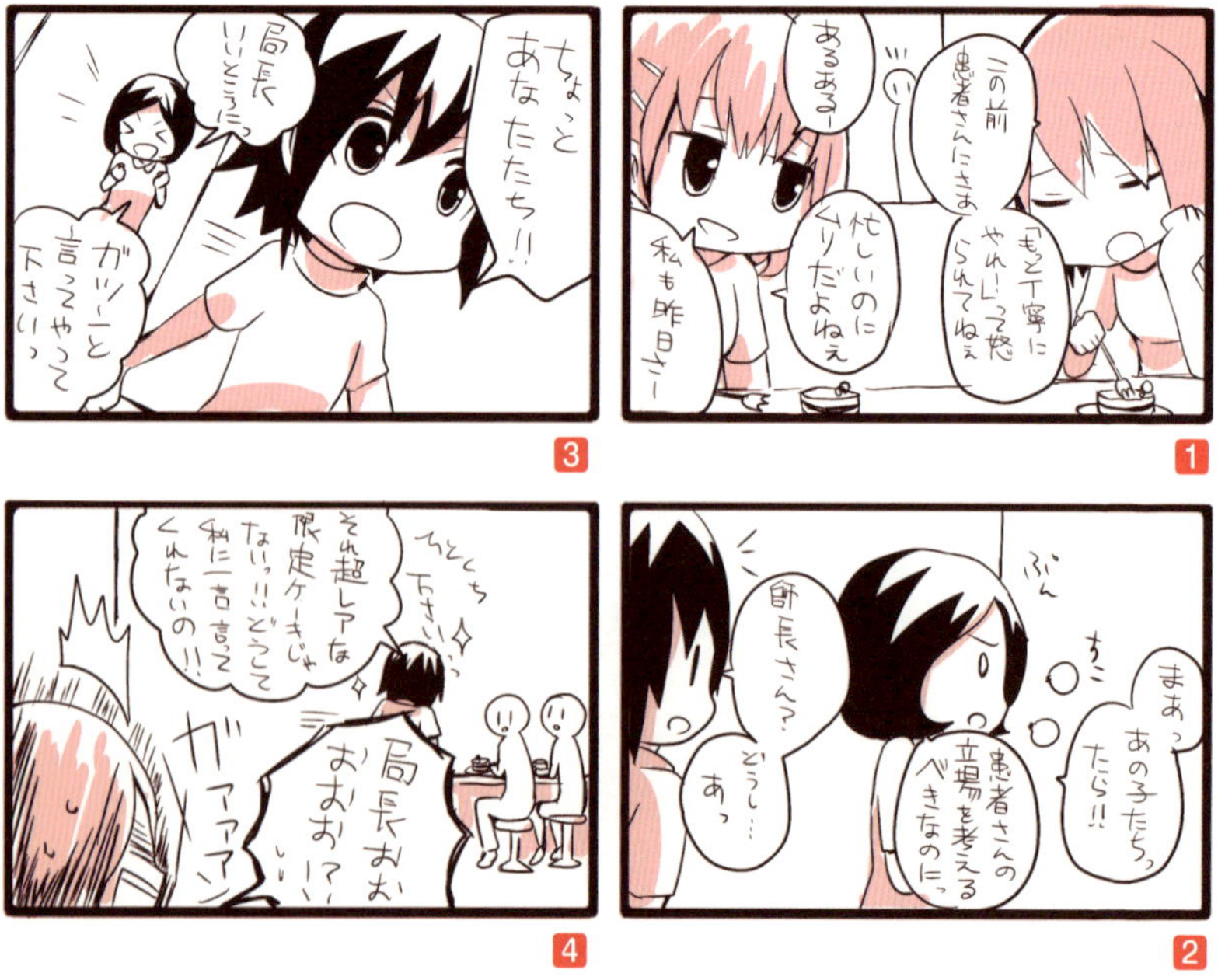

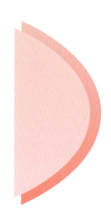

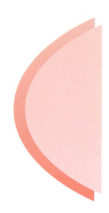

「患者の声」集めています

私の病院には「患者の声」というご意見箱が院内各部署に設置されています。ご意見箱には、清掃・食事・院内表示などについての改善を期待するご意見が多数投書されます。これらのご意見には、そのまま採用できるものと、「そうはできない……」というものがあります。

いただいた声から、最近さっそく検討しているものが「検査結果報告の用紙の改善」です。「WBC・TP・BUNなどアルファベットが並ぶ検査項目に日本語の説明をつけてほしい」というものでした。これまでよりも患者さんにわかりやすくなるでしょう。

一方、病院食について「味が薄い」というご意見があっても、味つけを濃くすることが改善策にはならないために対応が難しくなります。

反応は人それぞれ

こうしたご意見の中で、実は一番多いのが看護師に対するご意見です。たしかに看護師は職員の中で最も人数が多いですし、最も身近なところにいるので、良きにつけ悪しきにつけ、ご意見をいただきやすいということです。

例えば、「看護師の言葉に励まされた」「わかりやすい指導で不安が軽くなった」というお褒めの言葉をいただくことがあり、これは大変うれしいことです。反対に、看護師の言葉遣いや態度、採血や処置の際の対応などで、「もっと丁寧に」「もう少し配慮を」というご意見もいただきます。

こうした改善のご意見を生かそうとするとき、看護師個々によって、反応はずいぶんと分かれます。投書を見て「これを改善に結びつけよう」と、すぐに対策を考えられる人もいれば、「そんなことといってもこんなに忙しいのだから無理」と、最初から拒絶気味の人もいます。そして、どういうわけか、いつも「できない」から始める人っているものです。

ちょっと待って！　私たちだって、患者さんやご家族に「痛いけど我慢して」「排尿・排便はベッドの上で」「忙しくても運動習慣を」「大変だけどオムツ交換を」「嫌かもしれないけれど食事制限を」などと、ずいぶんと難しい注文を突きつけているのですけどねぇ。

そう考えたら、改善のご意見にも「私たちもいつもお願いしているのだから、同じよね」となりそうなものですが、そうは問屋が卸さないということかしら（-。-;）

きっと歩み寄れるはず

施設や在宅ケアの場でも、利用者からの要望が以前よりたくさん寄せられるようになっていると思います。病院に比べてお付き合いが長くなりますから、その対応に皆さんも苦心されているのではないでしょうか。

確かに非常に難しい対応が求められることもあります。しかし、たいていの場合、「嫌なお気持ちにさせてしまったことを申し訳なく思う」という姿勢から始めれば、どこかで歩み寄れるように思います。

もしかして、これは関係者同士も同じかな？

（2014年10月号）

コミュニケーションの勉強はお芝居から

コミュニケーションのために

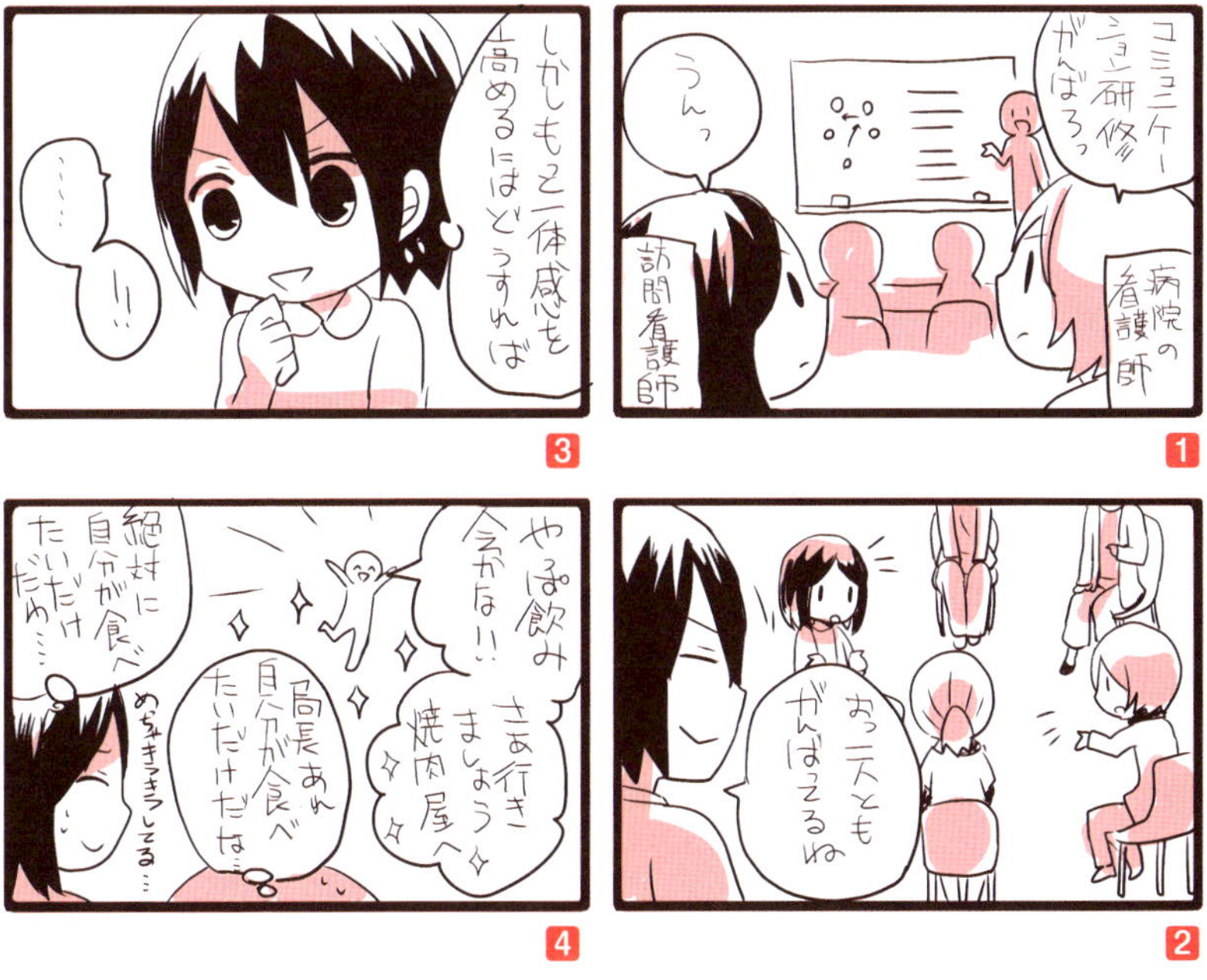

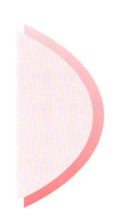

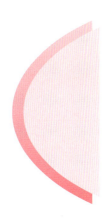

無意識でつくる嫌な雰囲気

最近、私は何回かミュージカルを観に行きました。中でも劇団四季の「ウィキッド」が大好きです。

さて、以前、看護学校の講義で一人芝居をしたと書きましたが、覚えていらっしゃいますか？ あの一人芝居、とうとう当院のコミュニケーション研修でやってみました。

問題は、看護師同士の会話に関するものでした。まず1問目は、「話しかけやすいA看護師から自分に、〝××やってないよ〟と言われたら、どう答えるか」というものでした。この問題を出すときに一人芝居を使いました。A看護師は自分にとって話しかけやすいのですから、私はA看護師になりきって、優しい表情で参加者の1人をきちんと見て、問題のセリフを言います。

2問目は「日ごろ苦手だと感じているB看護師に怖い雰囲気で言われたらどうするか」というものでした。ここも怖いB看護師になりきって、A看護師より声は低く、表情は口をとがらせ、少し顎を上げるような顔の角度にして演じました。

こうして1問目と2問目を行い、それぞれこのように話しかけられたら、自分ならどうするかを考えてもらったのです。

とっさに「すみません」と答えるのはどちらも同じなのですが、そこに至る自分の感情を振り返ってもらうと、1問目については「よくわからないけど……」という回答がたくさん聞かれ、2問目では「怖い！ とにかく謝らなければば」という感情が強く意識されていました。

さて、どちらの質問に対しても共通するのは「自分の感情と発する言葉は一致しない」ということです。

そして、私たちの職場でよく見かけるもっと恐ろしいシーンとしては、作業をやり忘れているのを発見した看護師から、あえて「××さん、あれやった？」と問いかけられるやりとりです。あ〜こわっ。まして、これを不機嫌そうな表情や、にらみつけるような視線で言われたら、もう明日から出勤したくなくなりますよね(-_-;)

地域での円滑な連携のために

このように、職場でのコミュニケーションは意識せずやっていて、それが嫌な雰囲気をつくっていても意外と気づかないものです。

ということは、職場外の連携先にも、知らず知らずのうちにやってしまっているかもしれません。電話の対応で不親切な印象を与えたり、他施設との調整の場面で不満そうな感情が伝わってしまっていたり。

２０１４年度の診療報酬改定の影響もあって、地域包括ケアが注目されていますが、これを進めようとしたら、良好なコミュニケーションは必須。でも、慣れない場面、初めての人とでは緊張するのは当然です。そこで、事業所内でまず練習。お互いに役者になって、会話の練習をしてはどうでしょう？

これって、芝居の稽古？　いえいえ〝ロールプレイ〟という、とても効果の上がる演習です。

（２０１５年２月号）

角田流！電話看護

電話美人

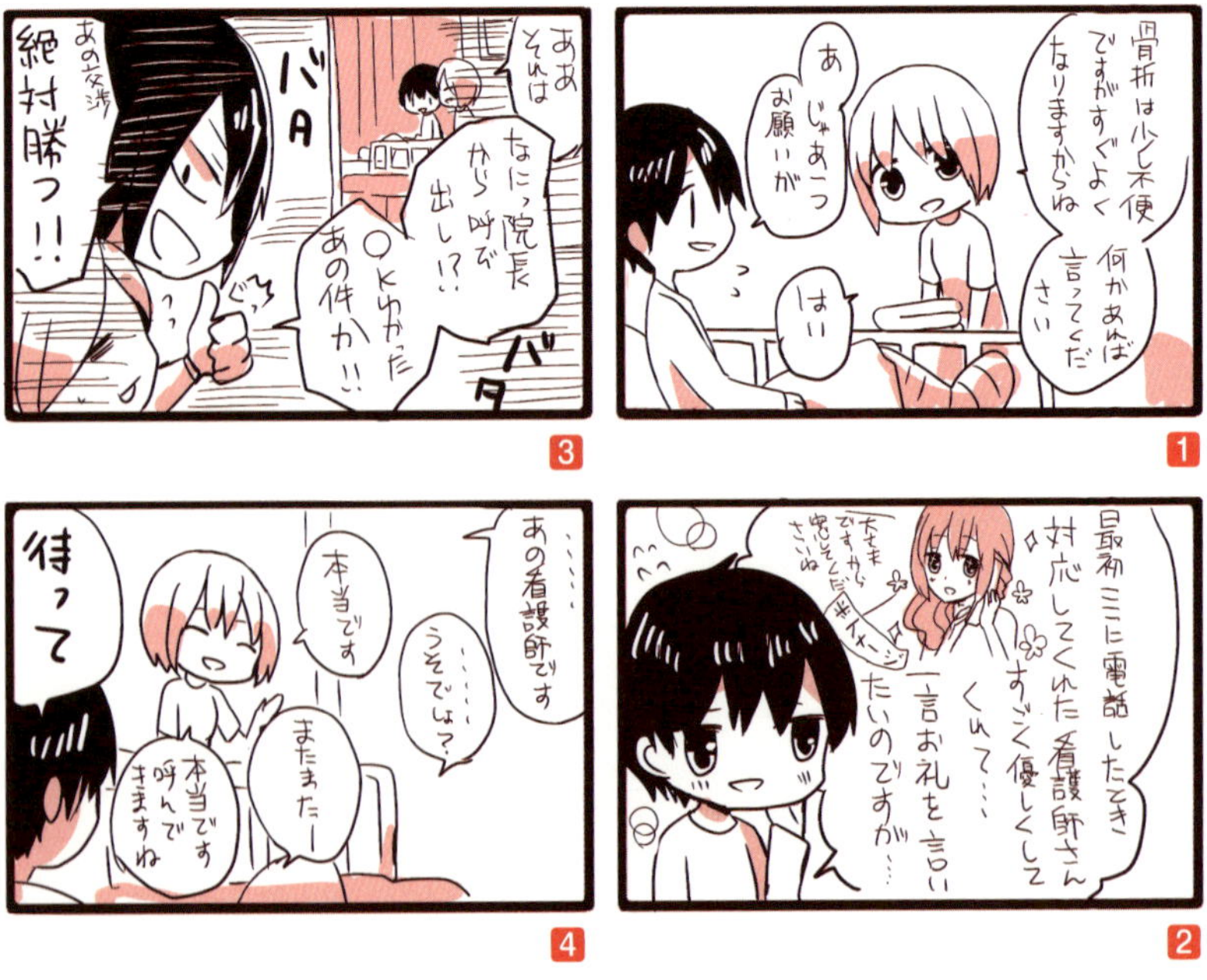

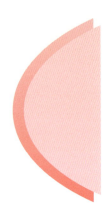

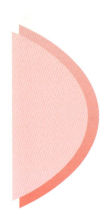

電話における3つの工夫

訪問看護では、電話は必須アイテムですね。毎日たくさんの電話を受け、またかけていることでしょう。

病院で電話を最も多く使う看護師といえば、連携室などにいる退院調整部門の看護師です。最近では、患者さんの退院後や、次回外来までの間などに患者さんに電話をするとよいと思われる場合が増えてきたように思います。

さて、訪問看護師が毎日当たり前にやっている電話での応対。この技術やコツは、どこかで教えられたのでしょうか？　いやいや、きっときちんと教えられることは少なく、職場の先輩の見よう見まねで覚えるケースが最も多いのではないでしょうか。当院の電話応対も同様で、決して決まった教育プログラムがあるわけではありません。

ただ私は、常々、電話応対には特別な技術があるように思っています。私が訪問看護をしていたときに、電話ではこんな工夫をしていました。

まず1つ目は、なるべく復唱することです。例えば、介護者である妻からの、夫の体調に関する相談の電話を例に挙げてみます。電話を受ける看護師「○○さん（夫）の奥様ですね」、妻「はい、下痢が昨日の夜から。熱も」、看護師「そうですか、下痢で熱もあるんですね」……と相談の内容を復唱します。これは隣に他の看護師がいるときなどに非常に有効です。なぜなら、横で聞きながら状況がわかるので、その場で緊急訪問の可能性を含めて業務調整を始めることができるからです。

2つ目は、なるべく日常的なものに例えることです。よく看護師は便の形状や量を他のものに例えます。昔はよく硬便をウサギの糞と例えましたが、今では「巨峰みたいな大きさの丸い塊」とか、「全部で卵2個分くらい」などですね。他にも、介護者の「おしっこが赤い」という所見に対して「麦茶みたい？　それともトマトジュースみたい？」などと尋ねると、濃縮尿なのか血尿なのかが区別できます。

そして3つ目は、なるべく優しい声と言葉を使うことです。なぜなら、電話では看護師の笑顔や心配している表情などは伝わらないからです。電話は話し方が勝負です。だから言葉の選び方、間のとり方、話すスピード、声の高さなどを使いこなす技術が高くなければなりません。日ごろ、患者さんの話を聞くときに、黙ってうなずいて相づちを打つことが多い看護師は、電話では相手に誤解されて「あなた！　聞いているの？」と叱られかねません。ですから、意図的に「ええ」「はい」などの声を出す必要があるのです。

〝電話看護〟の発展に期待

確かに電話応対は一般的な接遇研修でも勉強できますが、介護者の所見を十分に聞き出すことは、〝電話看護〟ならではの技術でしょう。とはいえ、「電話看護」という言葉は私もあまり聞きません。もしかするとこれから発展させなければならない分野かもしれませんよ。

（2015年5月号）

スピリチュアルケアは誰がする？

家に帰りたい

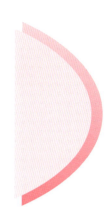

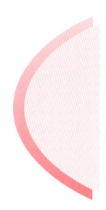

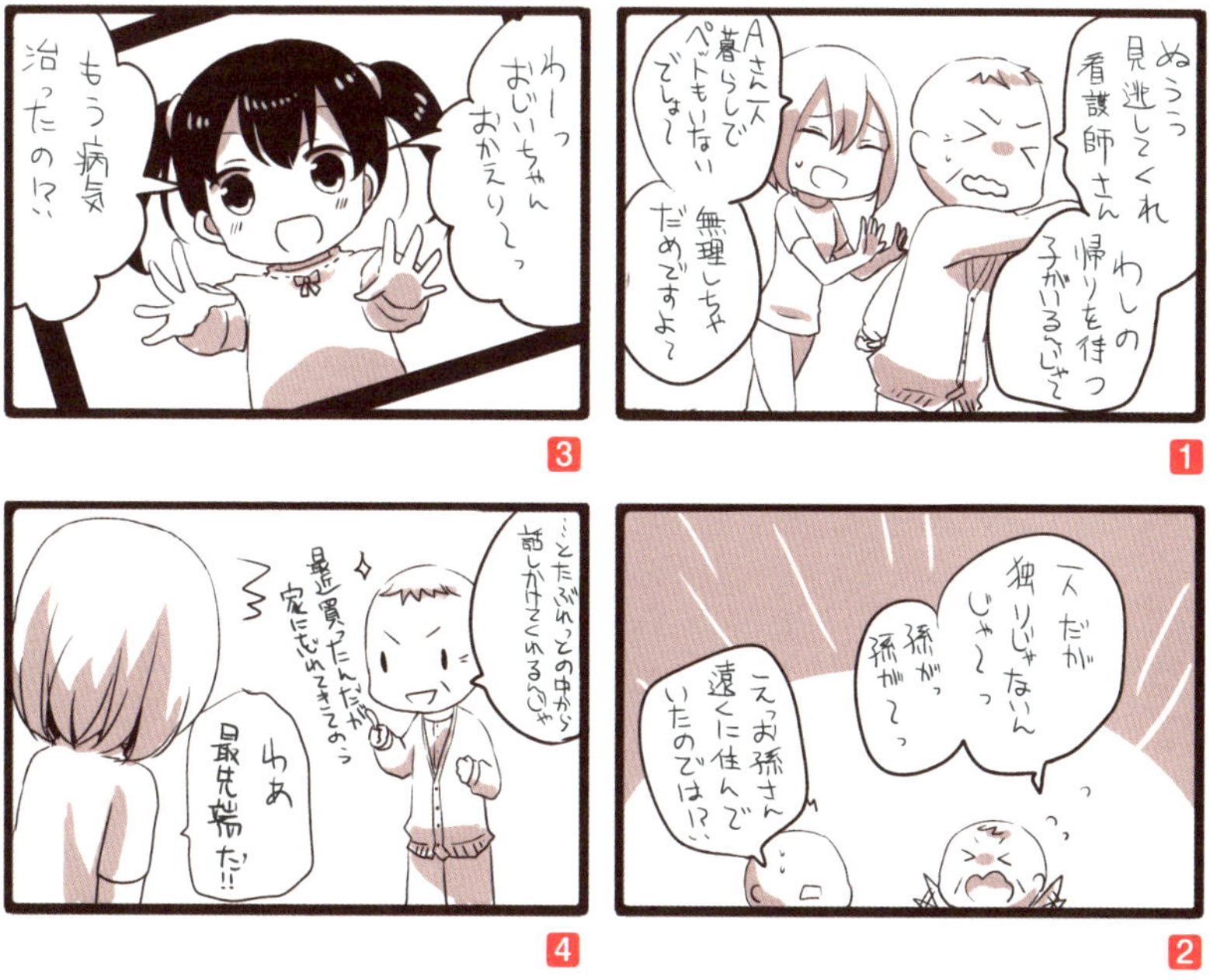

ぬうっ 見逃してくれ看護師さん
わしの帰りを待つ子がいるんじゃ
Aさん一人暮らしでペットもいないでしょ〜
無理しちゃだめですよ〜
一人だが独りじゃないんじゃ〜っ
孫がっ孫が〜っ
えっお孫さん遠くに住んでいたのでは!?
わーっおじいちゃんおかえり〜っ
もう病気治ったの!?
…とたぶんこの中から話しかけてくれるんじゃ
最近買ったんだが家に忘れてきてのう
わあ最先端だ!!

〝自分〟を発揮できないつらさ

私はがん看護専門看護師なので、研修会で緩和ケアや終末期ケアに関する講義をすることが多くあります。講義の中では、全人的な痛みとして、身体的、心理社会的、スピリチュアルな痛みがあることを解説します。この全人的痛みは、多くの研修などで言及されますが、なかなか実際の場面で分析しながらケアをするのは難しいようです。

簡単に説明すると、身体的痛みは明確として、心理社会的痛みとは、自分と社会（周囲）との関係による痛み、例えば外出できなくなって寂しいとか、ベッドの上の生活になって周囲の人とのやりとりが少なくなり悲しい、あるいは仕事・地域での役割を失うことやその結果、職場や家計を失うつらさなどをいいます。

また、スピリチュアルペインとは、自分の存在の意義の喪失に関する痛みを指すとされています。さあ、皆さん自身の〝自分の存在意義〟とはなんでしょう？　訪問看護ステーションの管理者であること？　特別養護老人ホームで働いていること？　いつか訪問看護師になりたいと思いつつ、今は病院で経験を積んでいることと？　このほか、子どもから「お母さんのハンバーグが好き」と言われているとか、コーラスサークルのソプラノ担当であったり、市民マラソン大会の常連選手だったりと、人には自分自身が大切にしている〝自分〟があるものです。その自分を発揮できないつらさをスピリチュアルペインと考えるとよいと思います。

ペットの姿勢に学ぼう

さて時々、入院した高齢の患者さんが無断で外出し、そのまま退院になってしまうことがあります。未遂も含めると、無断離院は結構多いのです。そんなとき、病院側や家族の心配をよそに、患者さんは「家が気になった」「認知症の母親が心配で」などと理由を挙げます。その中で、「留守番をしている犬が心配で」「この寒さでは猫が風邪をひいてしまうから、帰ってやらないと」などと言われることも。このフレーズは、退院を希望する独居の患者さんからもよく聞きます。

だとすると、最近の高齢者には、心理社会的痛みのケアやスピリチュアルなケアを、実はペットがしてくれているのでしょうか。確かに、ちまたのおじさまたちから「帰宅しても玄関まで出てきてくれるのは犬だけ」「1人で食事をしながらつぶやくと、返事をしてくれるのは猫」といった話もよく聞きます。ペットは相当にケアをしてくれているようです。

ということは、患者さんが自身の存在意義を実感できるようなケアを提供するためには、私たちはもしかすると犬や猫が飼い主を見つめるまなざしを学ぶべきなのかもしれません。これからは、緩和ケアのコミュニケーションの講義では「ペットの姿勢に学ぼう」と説明するとよいのかしら（笑）。

看護師も介護職員も専門職なので、せめてペットよりはケアが上手でいたいですね！

（2016年3月号）

『暮しの手帖』から学んだこと

GO!

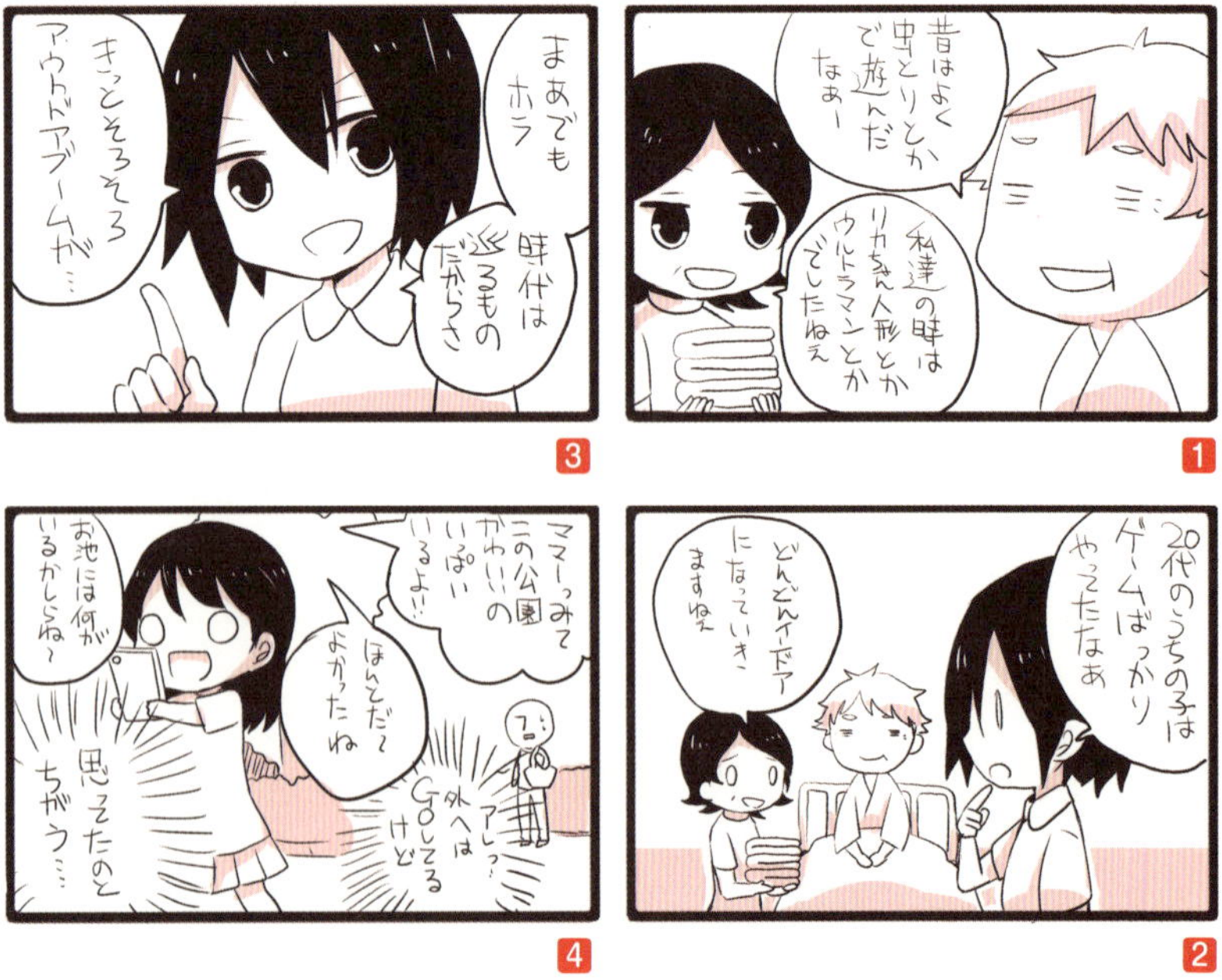
昔はよく虫とりとかで遊んだなぁー
私達の時はリカちゃん人形とかウルトラマンとかでしたねぇ
20代のうちの子はゲームばっかりやってたなぁ
どんどんインドアになっていきますねぇ
まあでもホラ
時代は巡るものだからさ
きっとそろそろアウトドアブームが…
ママーっみてこの公園かわいいのいっぱいいるよ!!
ほんとだ〜よかったね
お池には何がいるかしらね〜
アレっ…外へはGOしてるけど
思ってたのとちがう…

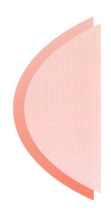

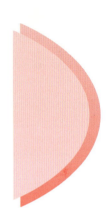

2016年前半のNHKの連続テレビ小説は「とと姉ちゃん」でした。主人公は『暮しの手帖』という、最盛期には100万部近くも売れたという雑誌をつくった女性がモデルでした。

子どものころの〝愛読書〟

この『暮しの手帖』、皆さんは読んだことがありますか? 華やかな洋服や芸能ニュースが載っている雑誌ではありませんから、若い人はご存知ないかもしれません。実はこれ、私の子どものころの愛読書だったのです。母が定期購読していたので、毎月、本屋さんが届けてくれるのを私はとても楽しみにしていました。

私の好きなコーナーは、商品を比較検討する記事でした。洗濯機、トースター、やかん、衣類用洗剤など、生活に身近なものを徹底的にテストしていました。このコーナーにはカラー写真もたくさん載っていて、とても目を引かれました。

やかんの回では、沸騰するとピーピーと音が鳴るものを対象に、容量、持ちやすさ、沸騰したときの温度や音などを調べていたと思います。同じやかんなのに結構違っていて驚きました。幼いころは単純に、へ～っと感心するだけでしたが、少し成長すると、比較して総合評価をする過程を面白く感じました。

また、「すてきなあなたに」という連載エッセイでは、外国で暮らす人の料理やガーデニングのこと、筆者が出会ったすてきな人のしぐさやおしゃれのことなどが書かれていました。このページには写真が1つもないため、文章から、この国ではどんな暮らしをしているのだろうとか、ここに登場する赤いコートはどんなデザインなのだろうと、想像を膨らませていました。

その他にも、献立の紹介や直線裁ちの洋服のつくり方もありました。直線裁ちの洋服は、さすがに自分のものはつくれませんでしたが、人形につくってあげました（人形の服の自作なんて、昔の子どもらしいですよね・笑）。

現在の看護の仕事にも影響

考えてみると、この雑誌から受けた影響は、結構、今の私につながっているかもしれません。例えば、病院で手袋を選ぶことになると、数社の商品を比較検討します。患者さんや家族の話す言葉から、普段はこんな生活をしているのかな～、と想像します。講義の教材では道具やシナリオなども、私はかなり自分でつくります。あらためて振り返ると、『暮しの手帖』から教わったことはたくさんありました。

結婚して、看護師になって、子育てをして、と時間がたつ中で、いつの間にか忘れていた『暮しの手帖』と自分の関係。ドラマを見ながら、それを懐かしく思い出しました。

人生には、自分でも忘れてしまうような歴史や思い出があります。患者さんにも、きっとそんな時間があるはず。患者さんの生活を支えるためには、それを想像してみること、直接尋ねてみることも重要かもしれません。「小さいころ、好きなことって何でした？」なんてね。

（2016年10月号）

医師の〝攻略法〟を考えよう

毎日がボス戦

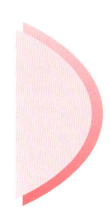

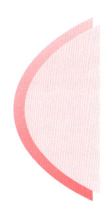

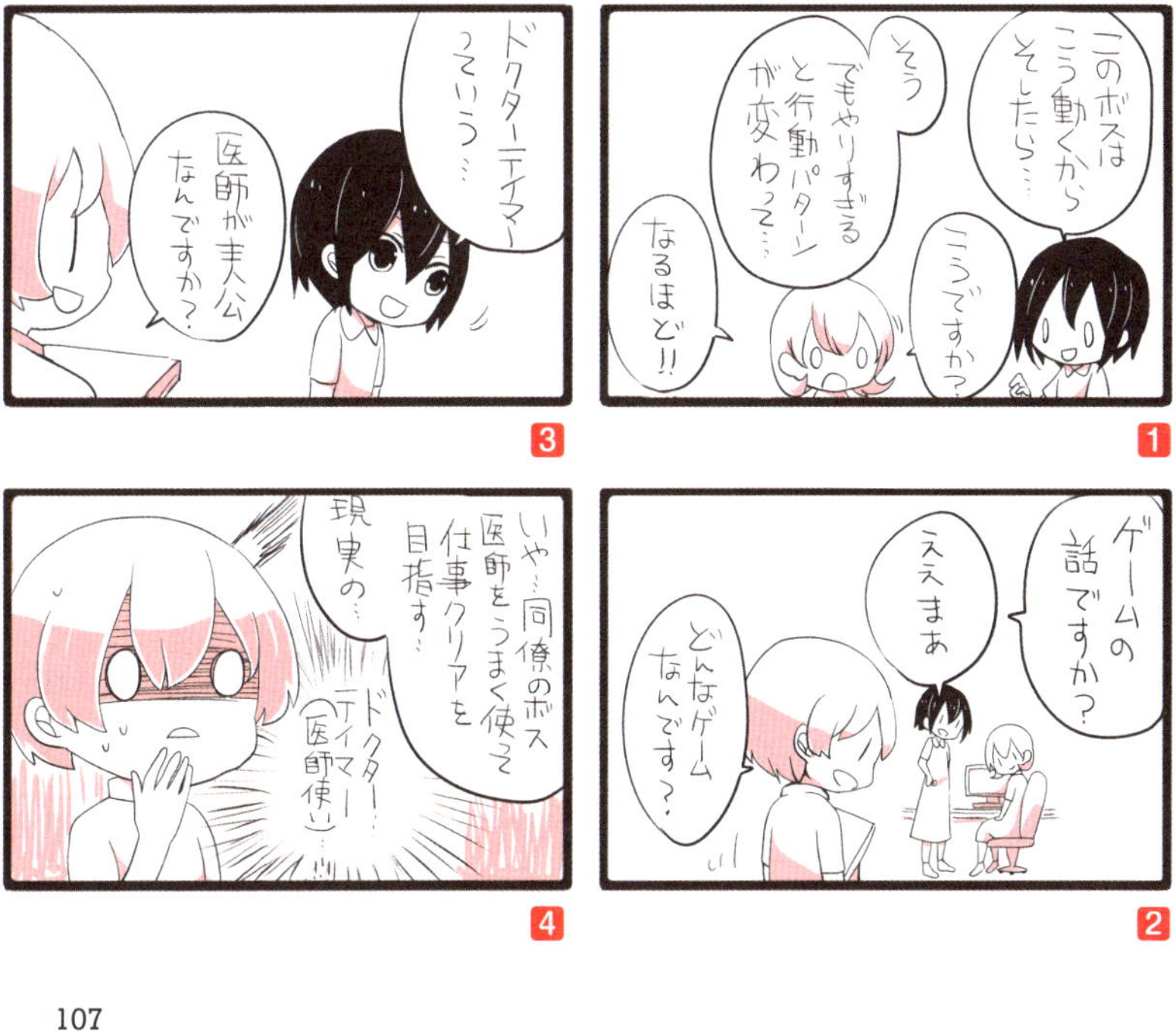

当院には医師が100人ほどいます。そのうち、比較的ベテランの医師たちは都内某T大学出身、中堅〜研修医は県内や関東以外の大学の出身者が多くを占めます。年代とともに男女比率も異なります。ベテラン医師のほとんどが男性なのに対し、中堅以下では女性医師が増えています。私は立場上、自分より年上のベテラン医師と話をする機会が多いですが、その中で不思議に感じることがよくあります。

他人の話を聞けない？

例えば、病院での退院支援。当院ではもう少なくなりましたが、世の中には入院時に方針を相談しても「入院したばかりなんだから、わからない」と言う医師がまだ多いようです。その上、看護職が退院について退院支援の職員や家族と話し合おうとすると、「自分がまだ決めていないのに余計なことをするな」という医師までいます。そうかと思えば、しばらくすると「早く退院の準備をして」とせかす……。看護職はこういった医師に振り回されています。そんな事情から「うちの病院には、こんな医師がいるんですよっ（怒）」という看護職の愚痴をよく耳にします。

地域ではどうでしょうか。「この患者に訪問看護なんていらない」という医師に「ちっとも実情をわかっていない」と怒る訪問看護師。訪問看護師が利用者について「『痛みで、夜、眠れない』と話していた」と報告しても、医師が「昨日、自分が往診したときにはそんなことは言っていなかった」と否定するケースもあります。

なぜか、医師という人々には、自分が正しい、一番よく物事を知っていると思う傾向があるようです。もっとも、彼らの生い立ちを振り返ると、それもそのはず。小さいころからお勉強ではいつも正解で、成績は学年トップ。皆が知らないことを自分は知っている。まわりから褒められてばかりの人生。こんな生活がずっと続けば、自分以外の人の話に耳を傾けようと思わなくなるのも仕方がないのかも。

彼らの背景を頭に入れておくと、他人の話を聞けない医師たちにもあまり腹は立ちません。正確には、一瞬、腹が立つけれど、すぐに仕方がないかと思えるようになります。

ありがたいことに、私の腹立ちを聞いてくれる部下もいるので、一度その感情を吐き出したらすぐに気分転換し、その医師の〝攻略法〟を考え始めます。

ゲームのボス戦に学ぶ

私は休日にスマートフォンのゲームに熱中することがあります。ゲームの中でボス（敵の首領格のキャラクター）と戦うときは、相手の能力や特徴を研究し、倒すのに有効な武器や戦術を準備して、根気よく挑戦し、攻略します。

私たちの仕事では、医師との付き合いは避けられません。だから、その態度や言葉に腹を立てて嘆くのではなく、攻略法を考えて、看護の意見を理解してもらえるよう上手に交渉しましょう。

（2017年4月号）

"定年"以降も成長を続けよう

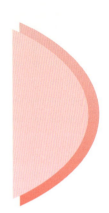

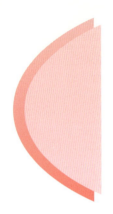

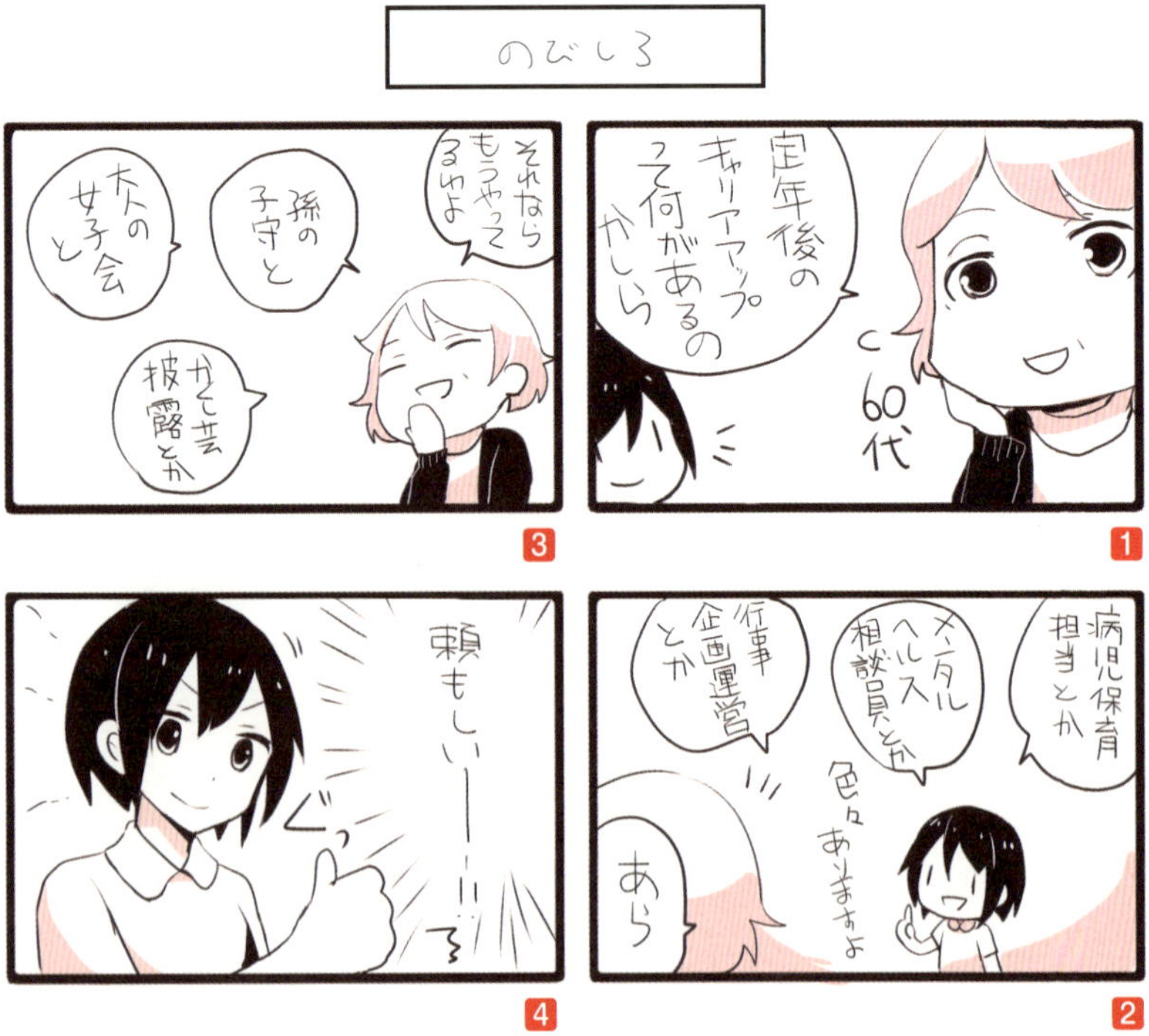
のびしろ
定年後のキャリアアップって何があるのかしら
60代
病児保育担当とか
メンタルヘルス相談員とか
行事企画運営とか
色々ありますよ
あら
それならもうやってるわよ
孫の子守と
大人の女子会と
かくし芸披露とか
頼もしいーー!!
ぐっ

看護職の人材育成には、どの職場でも多かれ少なかれ課題を抱えていることでしょう。当院には500人以上の看護職がおり、年代も経験も資格もさまざまです。当然、看護師としての課題も1人ひとり異なります。

段階に応じたさまざまな課題

4月に入職した新卒看護職は、夏には夜勤を経験し、年末ごろには夜勤のひとり立ちをしていくことを目標としています。このためには、1年目の看護職としての基本的な技術の習得や、よく発生する場面での判断力を養うことが求められます。

そこで、職場では新卒看護職がそれらを適切に習得できるよう教育計画を立てています。最近は、基礎教育での技術演習や実習における技術の実施が難しいことから、新人教育では技術習得のために演習やシミュレーションを多く取り入れています。

中堅看護職になると、取り組むべき課題は、個人の技術・能力研鑽に加え、チーム医療の中での多職種との連携・協働や、後輩の指導などになります。これに対応するため、中堅看護職は、個別の事例を振り返ってまとめ、それを学会で発表する、院外の研修会に参加して新たな知識を得るといったことに取り組みます。そのほか、生活面では、配偶者と新たな家庭をつくったり、妊娠・出産により親という役割を獲得したりする人もいます。

中・大規模病院などでは、こうした教育にクリニカルラダーを取り入れる所も増えています。

看護職はラダーの現時点より上位の階層をめざすよう推奨されているようです。さて、ここで考えたいのが、定年期前後のラダーです。〝一億総活躍社会〟では60歳以降も働き続けることが期待されています。少子化による労働人口減を補うためです。では、この年代の看護職のラダーをどうすればよいのでしょうか？

定年期前後のラダーを考える

看護職が今の職場で定年を迎えたとしたら、その後はどこでどのようにキャリアを進めることになるでしょうか。そもそも、60歳以降はキャリア形成や教育の対象ではなくなるのでしょうか？　私は、かつて経験した訪問看護でも今の病院でも、高齢の患者が新たに医療処置や健康管理の知識・技術を習得していく姿を見てきました。大腿骨骨折の術後の高齢女性たちのたくましさにはいつも頭が下がります。それを考えると、看護職は丈夫で体力のある人が多いですから、「60歳を過ぎてもまだまだ成長できる」と認識を変えるべきだと強く感じます。

長い間、60歳以降の人は衰退やフェードアウトをしていくと捉えられてきました。しかし、看護や介護は人手不足が最も危惧される分野です。看護職は「私たちは何歳になっても、まだまだ成長していきますよ！」という価値観に、自らも周囲も変えていかなければなりません。定年の延長など世の中の仕組みが変わる前に、まず私たち自身の心意気を変えましょう。心意気が変われば、仕組みは後からついて来る！

（2017年7月号）

社会人基礎力を見直そう

世渡り上手

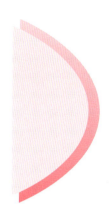

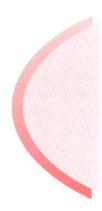

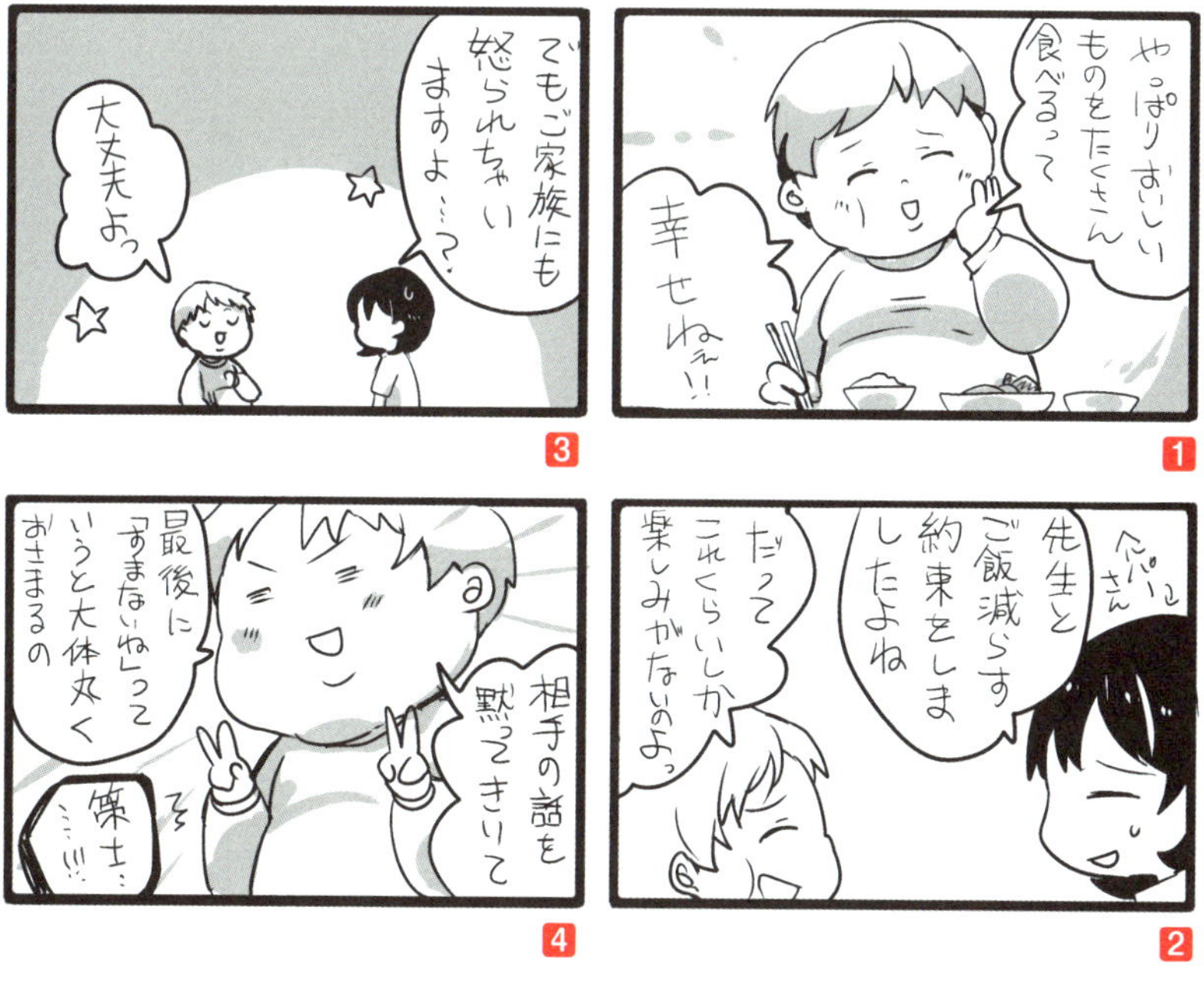
やっぱりおいしいものをたくさん食べるって
幸せねぇ～!!
ヘルパーさん
先生とご飯減らす約束をしましたよね
だってこれくらいしか楽しみがないのよっ
でもご家族にも怒られちゃいますよ…？
大丈夫よっ
相手の話を黙ってきいて
最後に「すまないね」っていうと大体丸くおさまるの
策士…!!

新採用者のオリエンテーション

当院では、例年通り、4月に新採用者のオリエンテーション研修を実施しました。研修内容は幅広く、病院組織・医療安全・感染管理といった多職種共通で学ぶものから職種別（看護職では採血・喀痰吸引をはじめとする看護技術、電子カルテへの看護記録入力の操作演習など）のものまで、盛りだくさんです。

この研修中、私は何度も講師として登場します。多職種共通プログラムの初日にはチーム医療の講義や、医療安全のロールプレイの司会・進行係。2日目には、接遇・コミュニケーションの講義を担当し、ロールプレイでは脚本・演出・小道具係に加え、主演女優（?）として病院長を相手に高齢の患者役も務めます。

看護職向けのプログラムでは、社会人・専門職の役割について講義しました。この講義は、社会人基礎力の視点を踏まえて行いました。

社会人基礎力とは、経済産業省が提唱しているもので、「職場や地域社会で多様な人々と仕事をしていくために必要な基礎的な力」であり、前に踏み出す力・考え抜く力・チームで働く力の3つの能力と12の能力要素から構成されています。チームで働く力の能力要素には、傾聴力・柔軟性・ストレスコントロール力などが挙げられています。

ベテランだから大丈夫?

さて、それではここで、多職種で構成されるケアチームのカンファレンスを思い浮かべてみてください。

多職種カンファレンスでは、さまざまな職種のメンバーの意見をよく聞き、たとえ自分の考えとは異なる部分があってもそれをストレスと捉えるのではなく、多様な意見を柔軟に取り入れて、全体が一致に向かいます。……とはいえ、これは簡単なことではありません。

相手の主張を聞き続けられずに途中でさえぎったり、意見を聞いてもすぐに反対意見を述べて場の空気を凍らせたりする人を見たことはありませんか。また自分自身を振り返ってみても、他者の考えを受け入れられず、柔軟に対応できなかった経験を、誰しもが持っているでしょう。

「最近の若者は社会人基礎力がない」という発言を聞いたことがあります。しかし、こうして考えると、社会人基礎力は必ずしも社会人になりたての人に乏しく、年齢や経験とともに高まるとはいえないようです。ベテランなのに「社会人基礎力はいかがなものか」という人は、意外と身近にもいる気がします。

近年、社会人基礎力が盛んに指摘されるようになったのは、それだけスキルとして求められているからでしょう。ぜひ皆さんも一度、この内容や生かし方を確認してみてください。『看護職としての社会人基礎力の育て方 第2版』(日本看護協会出版会、2018年)などの書籍も参考になります。きっと自身の成長や専門性の発揮に役立つと思います。

(2019年6月号)

相談に対応する力を養おう

相談事

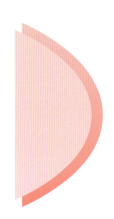

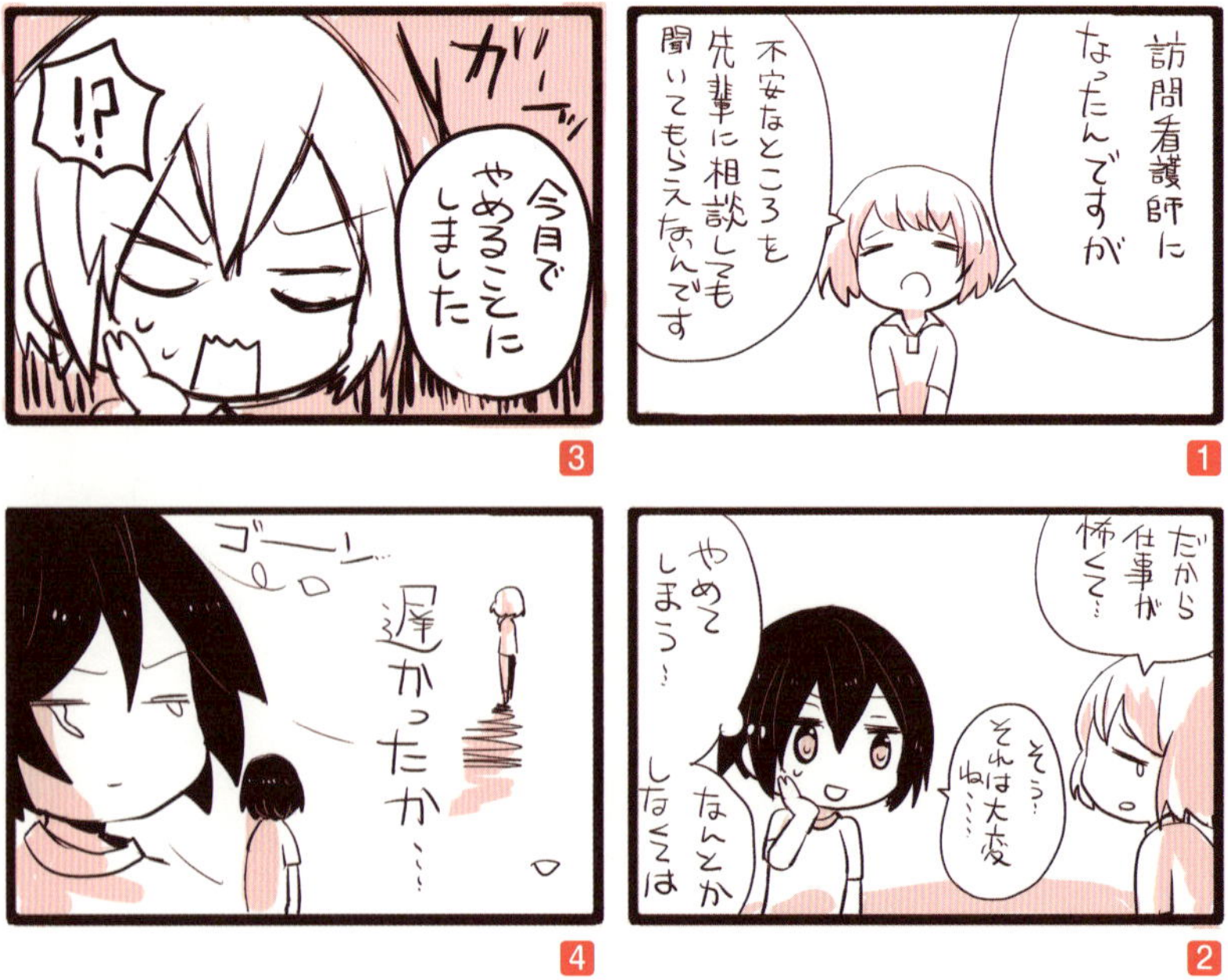
訪問看護師になったんですが
不安なところを先輩に相談しても聞いてもらえないんです
だから仕事が怖くて…
やめてしまう…
そう…それは大変ね…
なんとかしなくては
ガーン
!?
今月でやめることにしました
ゴーン
遅かったか…

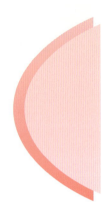

私はがん看護専門看護師なので、がんについての相談を持ちかけられることが結構あります。当院の看護職から「この患者さん、どうすればよいでしょう」、ケアマネジャーから「がん末期の利用者の家族のことで困っていて……」、あるいは事務職員から「実は友人がステージⅣと言われたのですが、どんな状態なんですか」など、いろいろな相談が持ち込まれます。

また、看護局長という立場でも、多くの相談を受けます。自分のキャリアの方向性に迷っているという相談や、職場の改善に向けたアプローチなどの相談のほかに、時には取り扱い注意(?)の医師への対応方法なども。ことに部下からの相談事の内容は、仕事・将来・家族・お金と、多岐にわたります。

それにもかかわらず、看護職の現任教育では、「他者からの相談への対応」について学ぶ機会はあまりありません。専門看護師や認定看護師の場合は、資格取得のための教育カリキュラムの中に〝相談〟に関する講義や演習・実習があるため、多少は勉強します。しかし、ほとんどの看護職は、患者・利用者や家族、後輩や部下、あるいは関係者からの相談の対応について、きちんとした教育を受けずに行っているのが現状ではないでしょうか。

ある患者からの苦情

当院で実際にあった苦情の例を紹介します。ある患者が看護職に、「痛いんだよね〜」と話しました。それを聞いた看護職は、慌ててナースステーションに戻り、早く安楽になるようにと患者にレスキュー薬を持って行きました。すると患者は、「そんなことは頼んでいない。人の話も聞かずに薬で黙らせるつもりなのか」と怒り出しました。

後からその患者に尋ねると、痛みがあるのでどのように対処したらよいかを看護職に相談したかったのだそうです。もし、この看護職が相談への対応について学んでいたら、鎮痛薬を取りに行く代わりに、自分が相談を受けていると気づき、対処方法をアドバイスしたり、患者と一緒に検討したりできたかもしれません。

うれしく感じる言葉

「これって、どうしたらよいのかな」と相談したい場面は、よくあると思います。それを自分が頼りにしている人に、つぶやきのような形で漏らしたことのある人も多いでしょう。そんなとき、皆さんは相手がどのような言葉を返してくれるとうれしいでしょうか。意外と、質問に対する答えではなく、「困ってるのね」「大変だよね」など、自分の気持ちを想像し、代弁してくれるような返事かもしれません。

病院であれ、在宅であれ、あるいは看護職であれ、ケアマネジャーであれ、仕事には悩みがつきものです。そして、患者・利用者や家族から相談を受けることも頻繁です。そのため、これからは相談に対応する力を養うための教育が求められるのではないかと思います。まずは、「そう……（沈黙）」と傾聴する姿勢から。

（2019年8月号）

第3章

連携の大切さ、覚え書きあれこれ

病院と地域で〝会う機会〟を増やそう

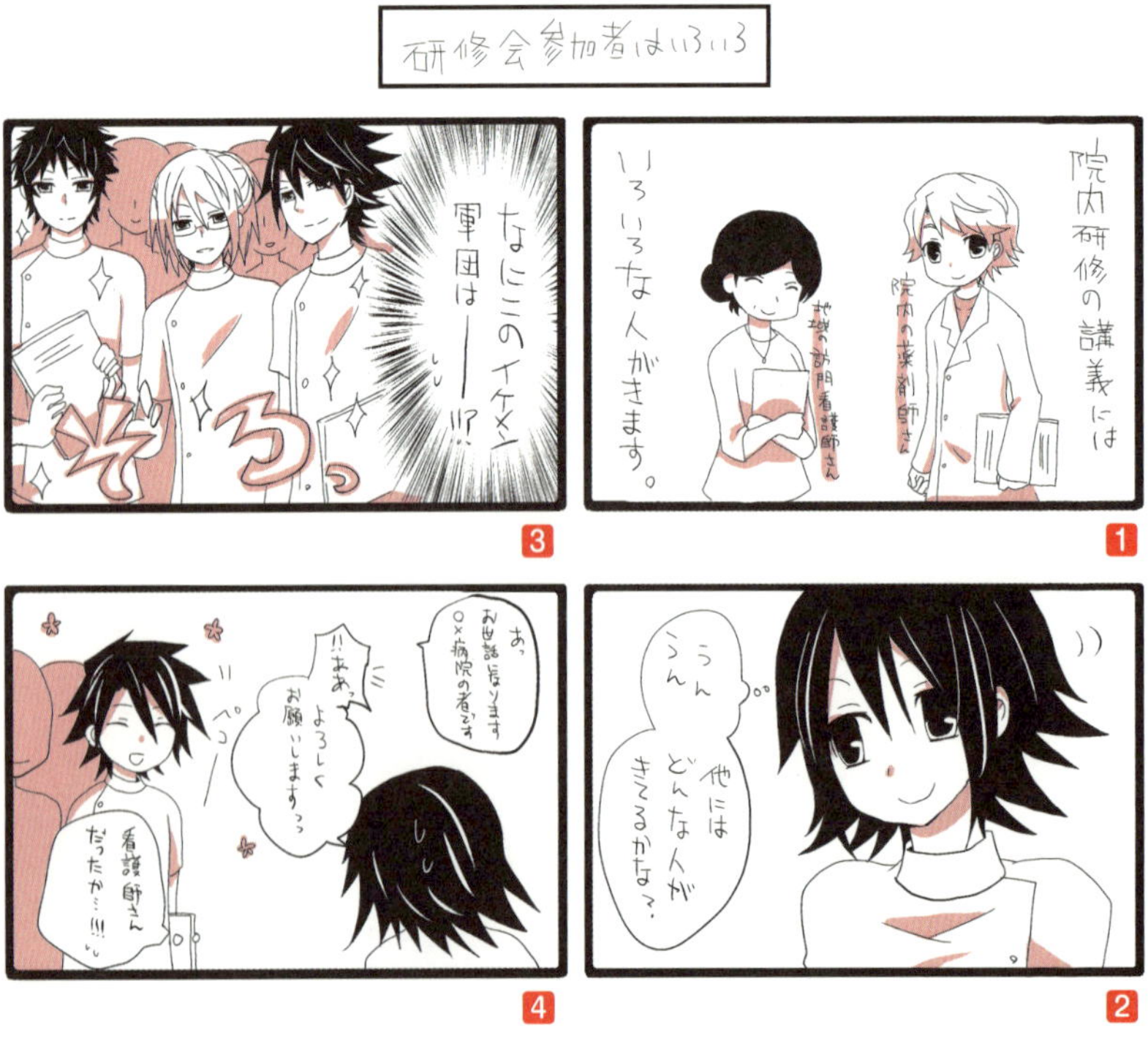

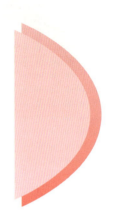

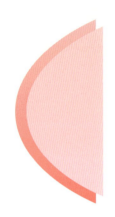

院内研修を〝地域〟に開放

当院には看護局に「教育支援室」という名前の部署があり、専任の看護師が教育を担当しています。ここは、年間の教育計画の立案と実施、外部講師の依頼、他部門との調整、個々の看護師のキャリア相談などを行います。

さて、私が茨城県立中央病院に着任して、この教育支援室にすぐにお願いしたことがあります。それは「病院の中で実施している看護師対象の研修を〝地域〟に開放できないか」ということでした。

教育担当者はすぐに了解してくれて、看護局の研修会の案内を開催前に同じ二次医療圏内の病院と訪問看護ステーションに郵送してくれました。こうして当院の研修会には、院外の参加者が増えてきて、テーマや日程によっては、院外参加者のほうが多いようなときもありました。

例えば「看護研究」がテーマの研修会では、院内看護師はいつでも教育担当者に助言を求めることができるため参加は少数でした。しかし、他院や訪問看護ステーションでは、なかなか身近な場所で看護研究の指導を受けることはできません。結果的に、院外参加者のほうが多くなったようです。

顔と顔がつながる機会が大切

がん看護専門看護師でもある私が講師を務める「がん看護」7回シリーズの研修会では、どの回にも必ず〝地域連携〟の要素を講義に盛り込みました。〝家族ケア〟の回では、退院後に訪問看護ステーションにつなぎ、在宅で亡くなった事例のカンファレンスをしました。〝身体症状以外の苦痛〟の回では、在宅での生活が心理社会的・スピリチュアルな痛みの緩和に役立つことを伝えました。この「がん看護」研修会には毎回ステーションの訪問看護師さんが参加してくださいました。

この研修会では、必ず隣の参加者と一緒に行う演習がついていました。ほんの数分のことですが、参加者同士が互いに交流を深める機会となったのではないでしょうか。研修会が終わった後でも、訪問看護師と病棟看護師が「先日はどうも……」と院内で挨拶している場面も。こうやって顔と顔がつながる機会がとても大切なのですよね。

ちなみに、がん看護の研修会は「都道府県がん診療連携拠点病院」における研修の予算で実施しているので、もともと「連携」のための予算だともいえます。しかし、研修の予算はどうしても大きな組織に分配されがち。ですから、大規模病院は、小規模病院や地域のために、開かれた研修の開催などで、このような予算を使うことをいつも意識していなければならないと思います。

一方、訪問看護ステーションやそのほかの介護保険事業所は「予算がない」「人手がない」と嘆いてばかりいないで、地域の大きな病院の事業にうまく混ざってしまうことを考えてはどうでしょうか？　組織と組織のつながりが、顔と顔のつながる機会を生み出すこともできるのです。

（2011年8月号）

「脱水予防」にかける在宅ケアチームの情熱

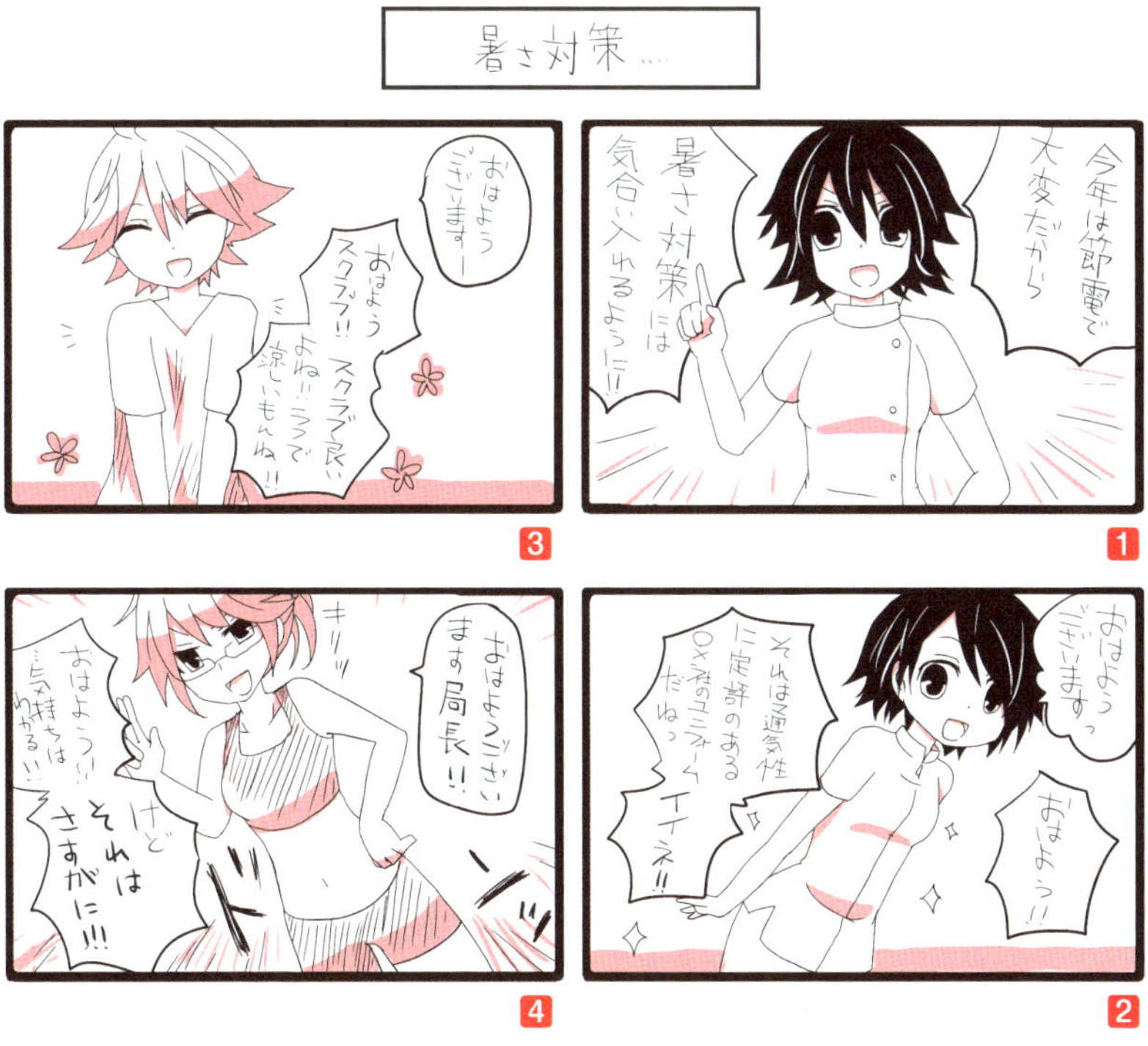

暑さ対策……
今年は節電で大変だから
暑さ対策には気合い入れるように!!
おはようございますっ
おはよう!!
それは通気性に定評のある○×社のユニフォームだねっ イイネ!!
おはようございますー
おはようスクラブ!! スクラブ良いよね!! ラクで涼しいもんね!!
おはようございます局長!!
キリッ
おはよう!! …気持ちはわかる!!
けどそれはさすがに!!!

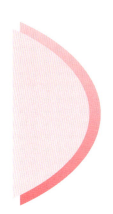

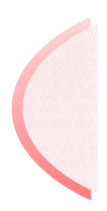

２０１１年は節電のために、皆さんのまわりの高齢者は、例年以上にエアコンの使用を控えていたのでしょうか?

当院の救急外来も、例年、気温が高い日には脱水の患者さんの救急搬送が増え、その影響の大きさに驚いてしまいます。

さて、この「脱水」に対する看護師の考え方は、病院と在宅で大きく違います。当院の看護補助者は、みんなホームヘルパー2級の資格を持っていますが、おそらく介護職も病院と在宅では脱水予防に対する認識が違うのではと感じています。

在宅ケアチームの腕のみせどころ

まず在宅側で働いている看護師やヘルパーについて考えてみましょう。訪問して利用者の居室に入ったとき、「暑い!」と思ったら、在宅のスタッフは、きっとすぐに「利用者が脱水になってはいけない」と思うでしょう。そして、窓を開けて換気をしたり、エアコンのスイッチを入れたり、あるいは利用者の発汗の程度などを観察するのだと思います。

それから、皮膚や口腔の乾燥がないかを確認します。脱水について学習した人であれば、「腋窩の乾燥」も調べるかもしれません。これまでの研究結果で、日常で観察できる症状と実際の脱水で相関が高いものが「腋窩の乾燥」だからです。

次に、脱水で利用者が入院することを回避しようとして、水分補給の回数や方法を利用者や家族に指導し、水分をとりやすいように環境整備もしてくるでしょうか。そして、在宅ケアチーム全体で、この利用者の脱水予防のために、観察や水分摂取を共有していくことでしょう。

この結果、昨年の夏、脱水で入院した利用者が、今年は入院しなかったということになると、チーム全体で喜びますよね！

「脱水予防」が在宅と病院をつなぐ

この脱水予防にかける在宅ケアチームの情熱は素晴らしいもので、看護師やヘルパーの〝ケアの質〟を表すものだと思います。

ところが、病院の看護師は「脱水予防」に対する関心はそれほど高くないようです。確かに、単純な脱水で入院したのであれば、一時的に輸液を行えば、比較的短期間で退院になります。採血検査のデータを追っていけば、改善の経過もわかりやすい病態でしょう。

そのため、病院の看護師にとって、「脱水」を起こした患者は輸液と採血によって短期間で退院する、つまりたくさんの患者の中で相対的にみれば「看護師の介入があまり必要ない人」ととらえているようです。

同じ病態なのに、在宅では「看護の腕のみせどころ」、病院では「看護のかかわりが少なくてよいもの」のように看護師の受け取り方が違うのは不思議です。

在宅での「脱水予防」の取り組みは、在宅ケアの専門性を象徴するものの1つ。脱水を予防するケアや知識を病院でも生かせるような〝在宅と病院のつながり〟で、9月の残暑も乗り切りたいものです。

（2011年9月号）

病院で〝利用者さん〟を訪問しよう！

三人もいる

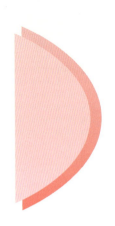

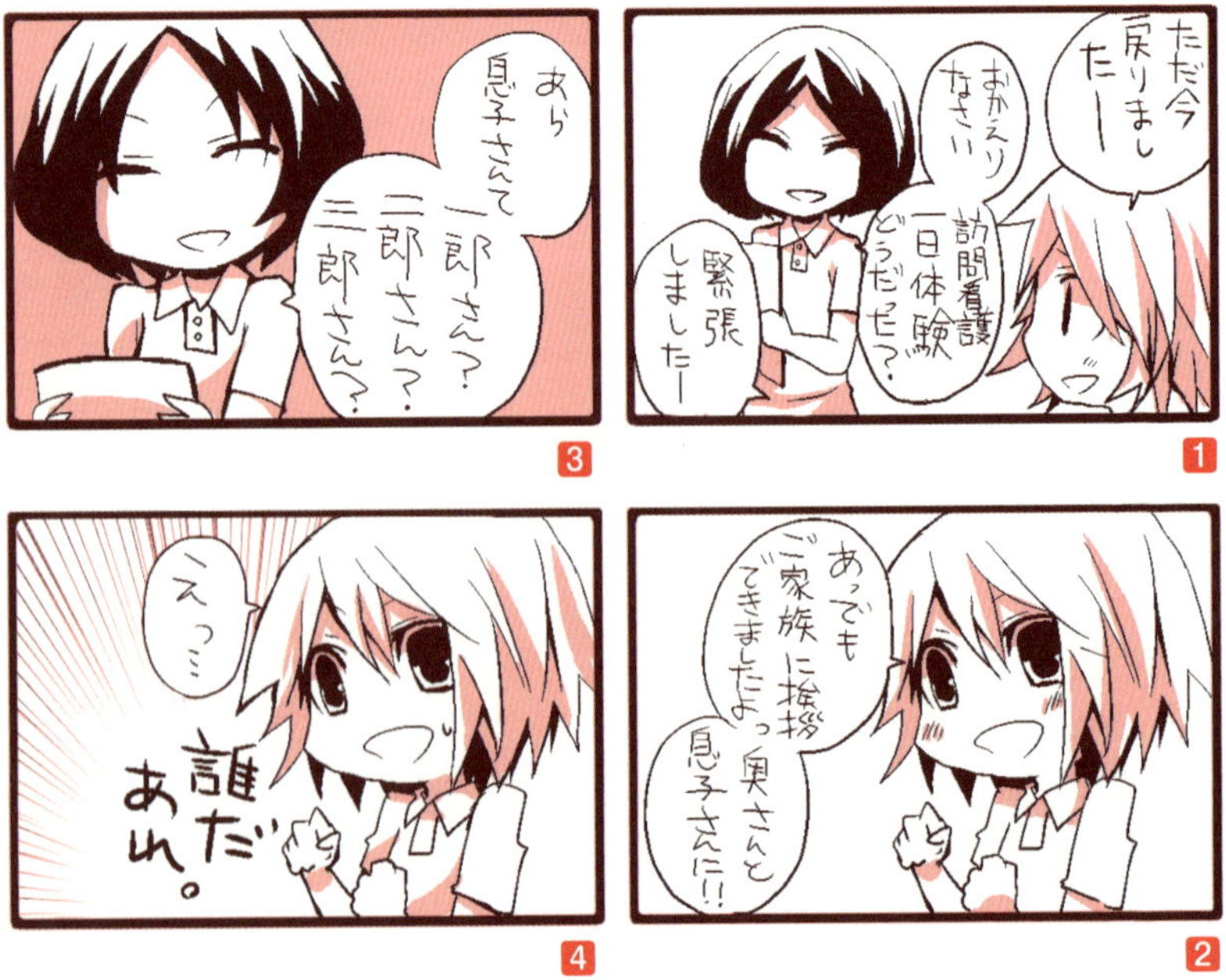

ただ今戻りましたー
おかえりなさい
訪問看護一日体験どうだった？
緊張しましたー
あっでもご家族に挨拶できましたよっ
奥さんと息子さんに!!
あら息子さんて一郎さん？二郎さん？三郎さん？
えっ…
誰だあれ。

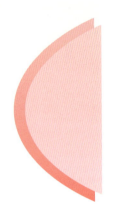

病院では気にしない〝家族の名前〟

看護師が病院から訪問看護に変わると戸惑うことがいくつかあります。その1つが利用者宅での立ち居振る舞いです。これは病院の看護師が「1日訪問看護体験」をしたときに感想としてよく挙げられます。

訪問看護師の皆さんは、利用者さんを姓で呼びますか？　例えば、私が利用者だったら、私のことは「角田さん」と呼びますね。それでは、私を介護しているのが私の子どもだとしたら家族を何と呼びますか？　ほとんどの訪問看護師は「娘さん」「息子さん」と呼ぶでしょう。では、息子が2人いたらどうしますか？　「お兄さん」「弟さん」でしょうか。さらに息子3人だったら、いっそ名前で「一郎さん」「二郎さん」「三郎さん」でしょうか。

病院では、患者の家族が一堂に会すことがまりありません。病室は狭く、場合によっては面会制限があるくらいですから、ベッドの近くにいる家族は「角田さんのご家族」であり、こうなると「角田さん」と呼べば患者か家族しかいないのですから、「一郎さん」「二郎さん」と、名前まで覚えて呼ぶ必要には迫られていないのです。

しかし、訪問看護では一家は皆「角田さん」です。家屋の中で「角田さん」と呼んだら、皆一斉に「は～い」と返事をしてくれるでしょうか。実際には、それぞれが「誰のことかな？」と思って、〝しーん〟となって誰も返事をしてくれないかもしれませんね。こうした患者の家族への呼びかけ1つでも、病院と訪問看護では異なります。

“密にかかわる看護”を伝えたい

訪問看護では、室内にあるカレンダー・表彰状・写真、さらに孫が書いた絵などが話題に上がります。天気や季節の話題もほぼ毎回、出るのではないでしょうか。これは、地域で暮らすと「患者は家族や天気といつも密接である」ことを表しているのだと思います。

一方、病院では、いつも寝巻き、ベッドまわりの家具はすべて一緒です。このような環境の中で、退院前カンファレンスに登場した訪問看護師が、患者の妻に「ごぶさたしていましたけどお変わりないですか。あら、今日はお孫さんも来ていらっしゃるのですね。部活はどう?」と話しかけ、妻は「今は夏休みだからね」、孫は「中3だから部活はないの」と笑って会話を始めたら、病院の看護師は驚くばかりです。

このようなシーンを見て、病院看護師は、訪問看護師がこの患者だけでなく、家族とも長い時間を共有していることに気づくでしょう。

訪問看護師は、病院を訪ねる機会があったら、ぜひ入院している“利用者さん”全員に面会してください。そのときに、家族に会えたら、家族もきっと懐かしくてホッとされることでしょう。

これは「利用者や家族と密にかかわる中で看護をしていく」訪問看護師ならではの、病院での“安心の届け方”のように思います。

(2012年7月号)

病棟の改修工事、緩和ケア病棟を創る

どこでもごろん

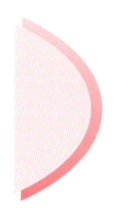

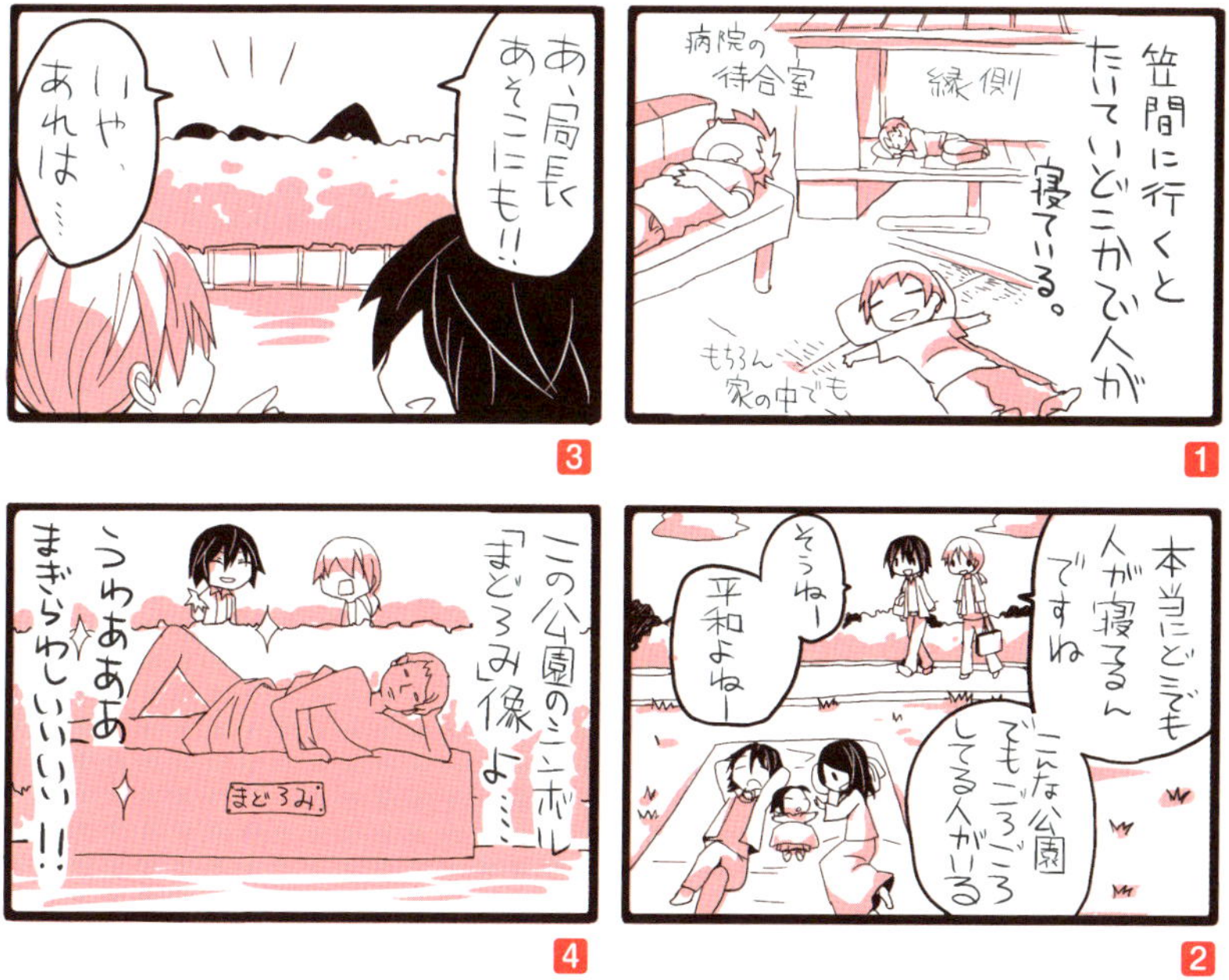
笠間に行くと
たいていどこかで人が
寝ている。
病院の待合室
縁側
もちろん家の中でも
本当にどこでも人が寝てるんですね
そうねー
平和よねー
こんな公園でもごろごろしてる人がいる
あ、局長
あそこにも!!
いや、あれは…
この公園のシンボル「まどろみ」像よ…
まどろみ
うわあああ
まぎらわしいいいい!!

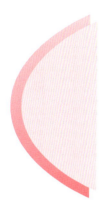

緩和ケア病棟に込めた〝こだわり〟

当院は、2013年度に緩和ケア病棟を開設しようと準備しています。5階の病棟を2012年8月から10月まで閉鎖し、改修工事をして、個室が多い「緩和ケア病棟仕様」に変更しました。

本当の緩和ケア病棟になるまでは、緩和ケア医の確保や院内の体制整備など、まだいくつかのハードルがあるのですが、改修工事だけでもいろいろな夢が膨らみます。

まず、各個室の壁紙は家庭のリビングのような細かいストライプ。腰の高さから下は木目。床もドアの内側も木目にして、全体が落ち着いた感じにしてもらいました。トイレのドアを交換したり、個室の浴槽をシャワーブースに変更したり、病室に馴染みやすい色のソファを置いたり、総額3000万円の改修工事です。

この改修には私なりのこだわりがいくつかありました。基本的な考えは〝おうちのように〟です。病室はなるべく一般住宅の洋間のようにして、家庭的な雰囲気にしたいと考えました。それでいてトイレや浴室は安全安楽と機能性を重視しました。

さらに「自宅での暮らしと病棟がいくらかでも共通性を持てないか」と考えました。自宅との連続性を意識した点では〝膝の高さの置き畳〟がその象徴です。茨城県は広大で平らな土地に人々が点々と一定の距離を保って暮らしています。特に、当院がある笠間市など県央部は、農業や酪農がさかんな地域です。ですから、大きな家屋の広い畳に、ごろんと横になる習慣があるのです。

実際、病院の待合室や手術患者の家族の待機スペースにある長椅子には、横になっている家族がいつもいます。だから、「緩和ケア病棟の家族控え室には、ごろんと横になれる畳があるとくつろげるのではないかしら」と思ったのです。

〝おうちのように〟くつろげる空間

ところで、地域の訪問看護師さんにも、ぜひこの病棟を見学に来ていただきたいと思っています。本当は内装や設備というハードより、緩和ケア病棟の理念とチームワークというソフトが重要なのですが、それでも環境としてのハード面が苦痛を緩和する効果もありますよね。

改修工事が終わったら、次は〝おうちのように〟この病棟を使っていただけるよう、ソフト面の準備に取りかかります。このソフト面の準備には、地域の訪問看護師さんたちとの相互理解が必須だと思います。

本物のおうちでごろんとなる人を支える訪問看護師、病室で〝おうちのように〟支える病院の看護師、両者の連携が、終末期のがん患者と家族の満足と安心を創るでしょう。

病棟がオープンする前に、私も家族控え室の畳に〝ごろん〟してみるつもりです。横になった家族には何が見えるのでしょう？　空は見えるかな。草花も見えるかしら。天井や壁はどんな風に見えるの？

〝おうち〟とは違うかもしれないけど、同じようにくつろげる――そんな緩和ケア病棟を創りたいのです。

（2012年12月号）

〝新人〟を預かります

うちの新人さん

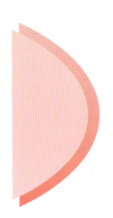

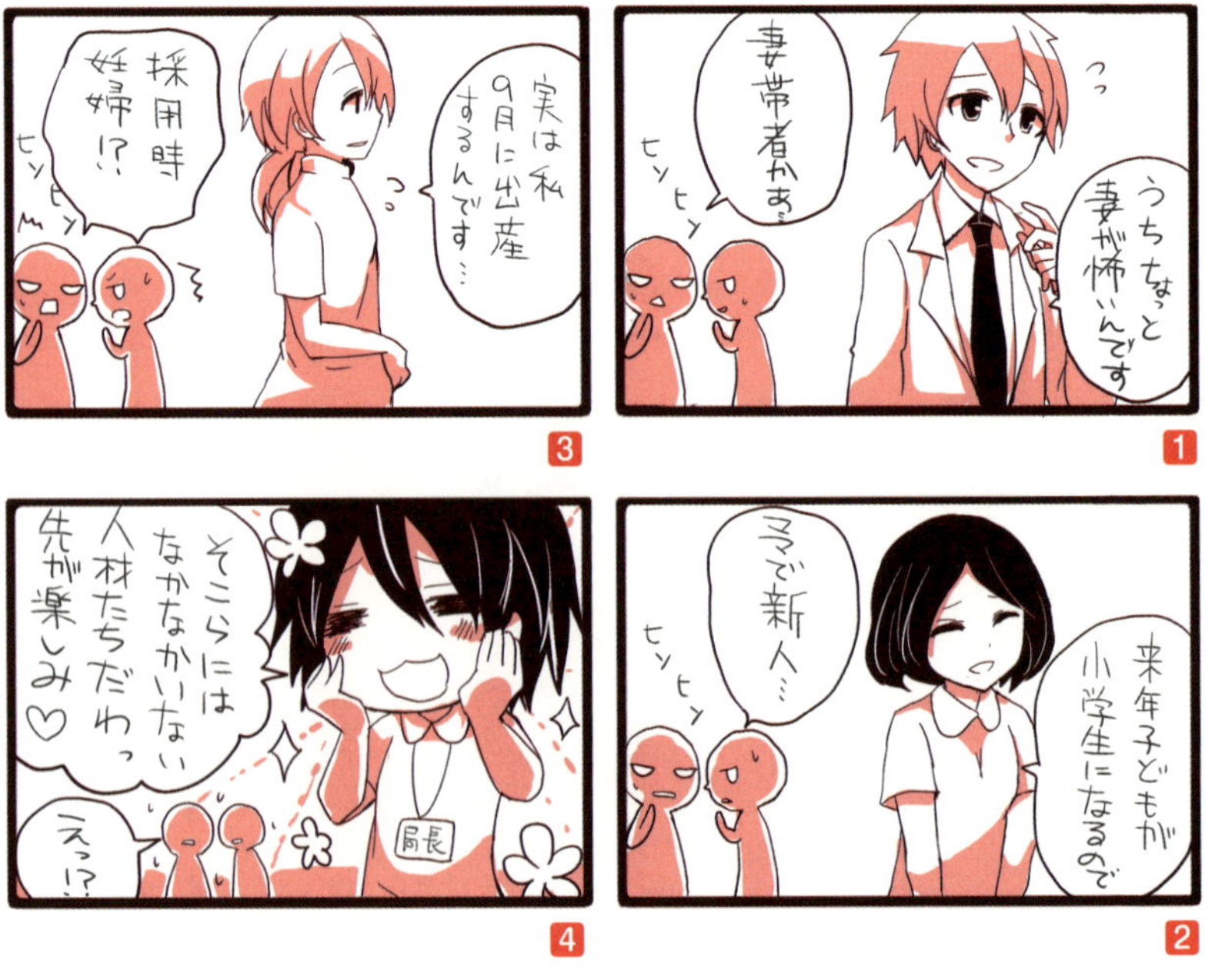
1
うちちょっと妻が怖いんです
妻帯者かぁ…
ヒソヒソ
2
来年子どもが小学生になるので
ママで新人…
ヒソヒソ
3
実は私9月に出産するんです…
採用時妊婦!?
ヒソヒソ
4
そこらにはなかなかいない人材たちだわっ先が楽しみ♡
えっ!?
局長

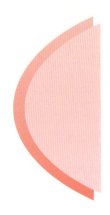

他病院からの研修者がたくさん

当院には、他の病院からの研修者がたくさん来ます。2013年7月1日の時点では、3つの病院、1つの訪問看護ステーションから研修者が来ていました。研修者のパターンはいろいろ。経験年数も、専門領域もみんな違います。

A病院からは、救急看護と手術看護の研修に経験がある看護師が1年の予定で来ています。B病院からは、3年目の看護師が集中ケアの研修に3カ月の期限で来ています。さらに精神専門のC病院からは、身体領域の経験が少ない看護師を2人、これも1年の予定で研修として派遣してくれています。

また、C病院とD訪問看護ステーションからは、3月の国家試験に合格した新卒看護師が来ています。C病院からの3人は1年間、D訪問看護ステーションからは1人が1カ月と、それぞれ専門性も期間も異なるのですが、新卒看護師としては一緒です。

新卒看護師さんが集まってくれるのはうれしいことです。とはいえ、この研修は「とても責任が重い」と考えています。なぜなら、これから長く働くに当たって、看護師としての基本の姿勢や技術を、私たちの病院での経験の上に積み重ねていくのですから。

新卒訪問看護師の育て方

さて、最近では、新卒看護師を訪問看護ステーションで採用する動きがじわじわ広がってきたように思います。それでも、「病院勤務の経験から開始すべき」という意見が根強いのも事実です。

そこで、質問！

訪問看護の利用者に、あたかもペーパーペイシェントのような方はいらっしゃいませんか？

例えば、5年間、どの看護師が担当してもほとんど変わらない安定した方。こういう利用者を担当して、全体をアセスメントして看護過程を展開し、自分の行動を振り返ると、学びが多いように思います。

急性期病院では、医療処置の多い重症者のケアを勉強できます。しかし、重症で急変を繰り返す患者さんを受け持つことが、新人の学習に適切なのか疑問です。なぜなら、新卒看護師は、変化の速い患者さんに対し、そのとき、その場で必要な知識や技能を統合して、適切な技術で対応することは難しいでしょう。その結果、学習が後手後手になり、その看護がどうして必要なのかを考える間もなく時間が過ぎていくのではないかと考えます。

確かに、技術の一部や病院そのものの仕組みは〝病院〟で学ぶことが有効です。しかし、看護の判断、適切な対応は〝訪問看護〟のほうが学べるように思います。

だからこそ、当院で訪問看護の新人を預かろうと考えます。病院でしか勉強できないことを教えましょう。その後、訪問看護側にお返しします。地域で働く看護師を増やすために、いずれは、こうした育て方が常識になればよいのになぁ。

（2013年9月号）

救急外来の看護師は地域ケアのゲートキーパー

救急車は止まらない

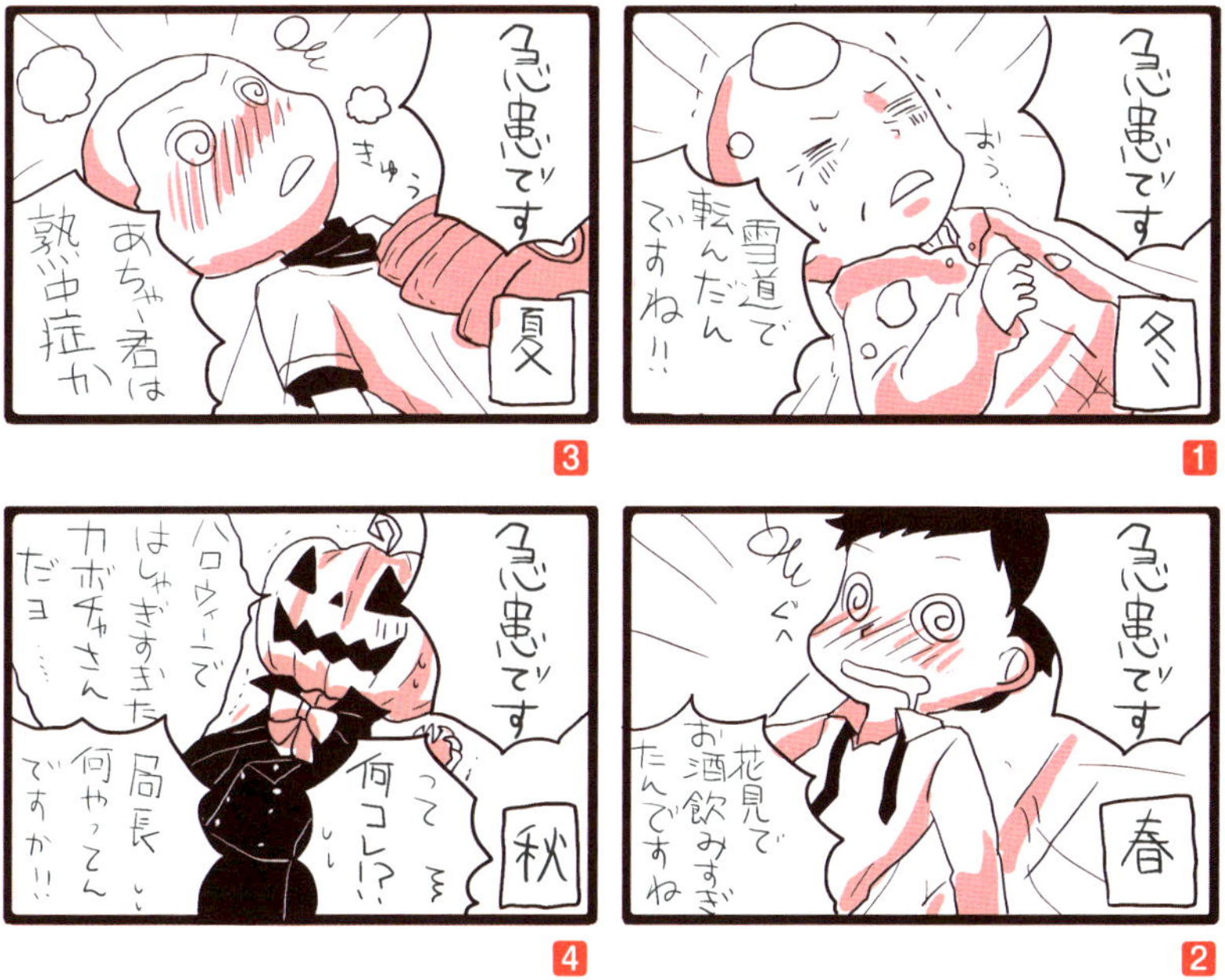
急患です
冬
おう…
雪道で転んだんですね!!
急患です
春
ぐへ
花見でお酒飲みすぎたんですね
急患です
夏
きゅう
あちゃ〜君は熱中症か
急患です
秋
って何コレ!?
局長…何やってんですか!!
ハロウィーンではしゃぎすぎたカボチャさんだョ……

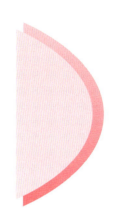

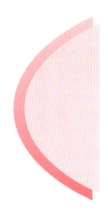

救急車で来院するさまざまな背景を持った患者さん

当院は救急車の受け入れ数が茨城県内第3位です。そのため、多様な病態の患者さんが救急車で来院します。その上、最近では、家族背景や生活スタイルの点でも退院支援が難しい患者さんの救急搬送が増えています。

先日も退院前に、ソーシャルワーカー、退院調整看護師、私で、ご自宅を訪問させていただいた独居の患者さんがいました。退院後には糖尿病のインスリン注射が必要で、ほかにてんかんの内服も必要でした。

さて、そもそもこの方は、てんかん発作が理由で交通事故を起こして救急搬送されてきました。救急外来からの情報によると、独居で決まった収入はなく、自宅にはたくさんの動物を飼っていたとか。入院中も患者さんは動物の安否にとても心を痛めていました。私たちは、患者さんの気持ちのほかに、ご自宅の衛生状態も心配でした。

救急外来からの早めの連絡が適切な退院調整につながった

このようなエピソードから、入院した当日に救急看護師から退院調整看護師に連絡が入り、早期から退院支援を模索してきたのでした。

退院の少し前、私たち病院スタッフは、もしかするとご自宅に伺い、清掃や片づけをしたほうがよいのではないかと考えていました。ところが、患者さんはまったくそれを望んでいませんでした。退院時、自宅前に病院スタッフ、ケアマネジャー、行政の生活保護担当者などが集まりましたが、結局のところ、患者さんは私たちが家に入ることを拒み、庭先のフェンスの所から一歩も中には入れてくださいませんでした。

この方は入院までの何年もの間、地域との交流がありませんでした。電気やガスも公共のものは使わず、自家発電や卓上コンロを使って生活していたということです。また、銀行のATMも使ったことがありませんでした。

もし入院前の生活に戻ったら、インスリン注射も薬の内服も中断されるかもしれません。そればかりか、感染や低血糖など、いろいろなリスクが想定されます。それでも患者さん自身は他者の介入を拒みます。

私たちの病院でできることは、できる限り病状が悪化する要因を検索し、患者さんが同意できる形で退院の準備を進めることでした。

生活保護申請を行い、ケアマネジャーにつなぎ、訪問看護サービスを導入してもらった結果、退院から数カ月たった今でも、予測以上に安定した生活を維持することができています。

最近、当院では、救急看護師から退院支援部門に相談をする事例が増えました。病院の救急外来は、生活が健康問題の原因となって来院される方が、一番先につながるところです。このような問題をいち早くキャッチして退院支援部門につなぐ救急外来の看護師。まさに地域ケアのゲートキーパーですね。

（2013年11月号）

続・病院看護師も地域に飛び出せ!

地域のためですもの!

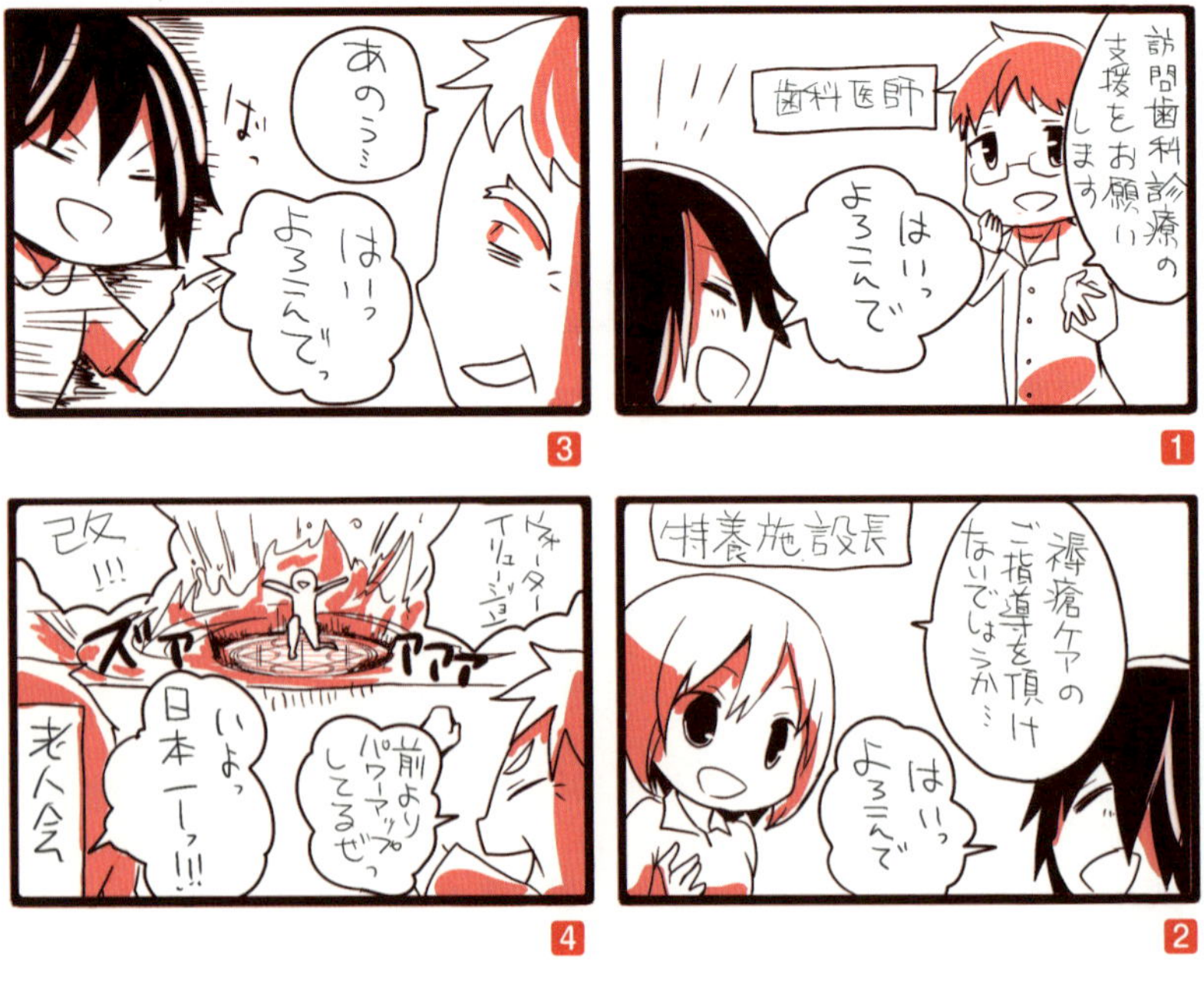

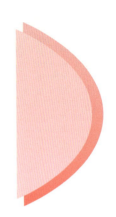

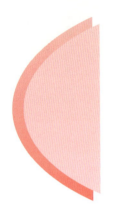

以前、病院看護師が地域に出るという話を書きました（40ページ）。その続編を紹介しようと思います。なんと、先月からの1カ月で、さらにたくさんの看護師が地域に飛び出すことになったのです。

病院間の交換留学

1つ目は、看護師同士の交換留学。当院よりやや小規模の病院から看護師Aさんが当院の緩和ケア病棟に。そして当院の看護師Bさんがその病院へ。当院に来てくれたAさんは、緩和ケアCN（認定看護師）をめざしたいけれど、その病院には緩和ケア病棟がない。当院のBさんは、患者の暮らしに密着し、生活全体をみる看護に関心がある。そこでこの交換留学が成り立ちました。

お互いに「自分の病院にはない分野を学びたい」という希望があり、それが経験できる病院に行きました。AさんもBさんも、違う組織を体験することにより視野が広がり、これからずっと先、きっとこの経験が役立つことでしょう。

訪問歯科診療に看護師を派遣

2つ目は、またもやCNの派遣。茨城県歯科医師会が障がい児・者に対して、全身麻酔を使った歯科診療を始めることになりました。週1回、全身麻酔の介助や前後の看護の応援に当院の手術室看護師が行くことになったのです。2人が交代で出かけますが、うち1人は手術看護CN。手術看護の経験がない私は、実際の細かなことはまるで素人ですからCNをひたすら頼りにしています。

私が訪問看護師だったころ、まだまだ訪問歯科診療は珍しく、通院での治療が難しい障がい児・者の場合、どうしても口腔衛生と歯科診療が後回しになりがちでした。しかし、最近では訪問診療をしてくださる歯科医師も徐々に増え、そして今回の全身麻酔下では適応がさらに拡大します。興奮してしまうとか、指示動作に従うことが難しいなどの理由でこれまであきらめていた人に歯科診療の選択肢ができるのです。

特養で褥瘡ケアの指導

そして3つ目は、皮膚・排泄ケアCNたちの特別養護老人ホームでの褥瘡ケアの指導です。施設長が看護職に変わったその施設では、褥瘡ケアの方法や褥瘡予防の工夫など、施設で働く看護・介護職たちは、たくさんの疑問を抱えながら仕事をしていたのだそうです。そこで、施設長の頭に思い浮かんだのが当院のCNたち。「よくぞ、声をかけてくださった」と思いました。これから継続して施設を訪問することになりそうです。施設や地域の看護師の交流は度々取り上げられていますが、急性期病院の看護師も仲間に入れてくださいね。

＊

このような、地域で暮らす人々のために当院の看護師が役立てるご依頼は、元・訪問看護師であり、県職員である私にとっては、とてもとてもうれしいことでした。こんなことがもっと広がるように、ぜひ認定看護管理者のセカンドレベルやサードレベルの講義でも紹介しなきゃ！

（2014年8月号）

グリーフケアは元気なときから

訪問演芸

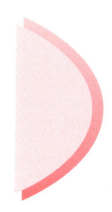

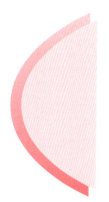

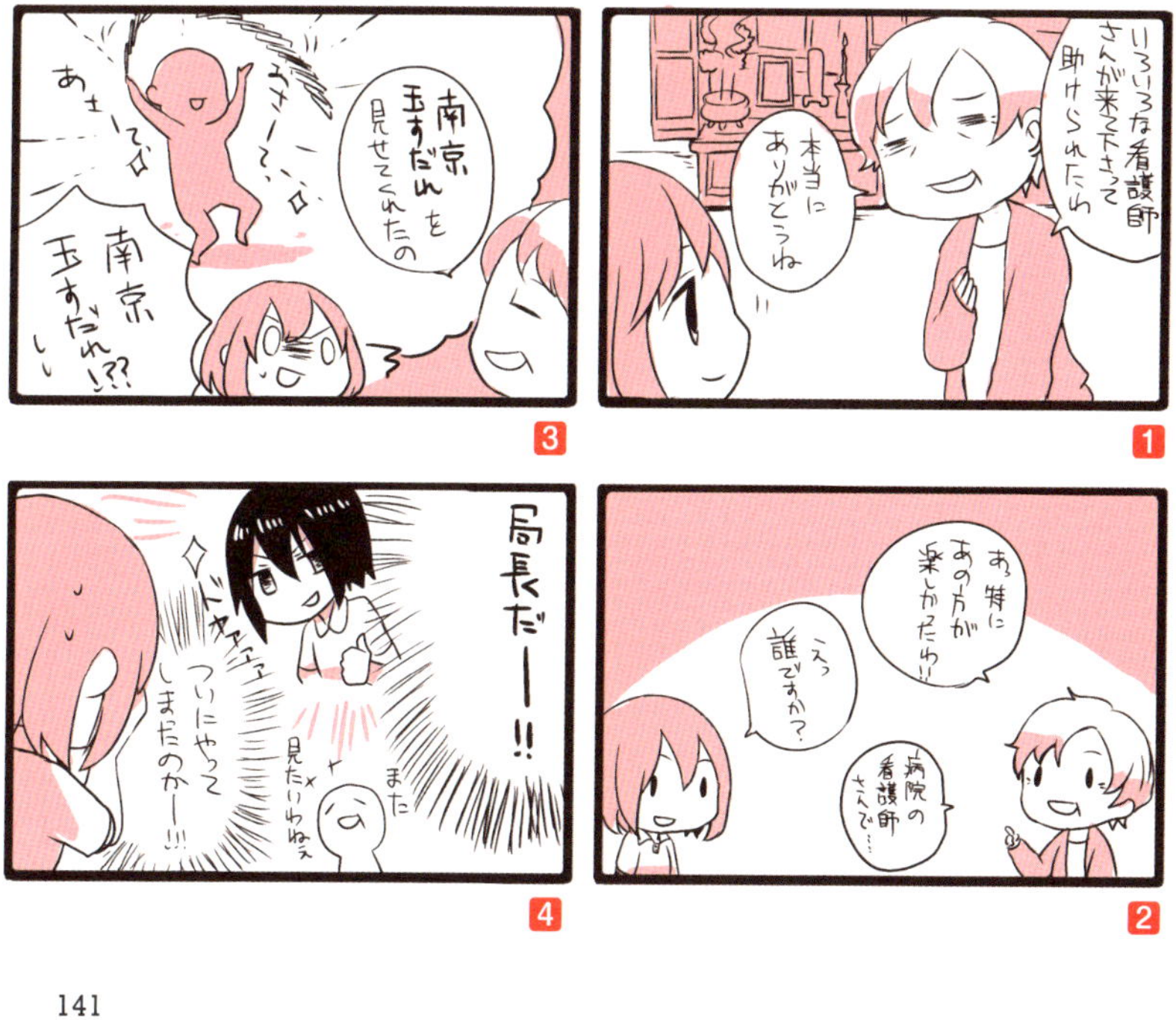
いろいろな看護師さんが来て下さって助けられたわ
本当にありがとうね
あっ特にあの方が楽しかったわ!!
えっ誰ですか?
病院の看護師さんで…
南京玉すだれを見せてくれたの
南京玉すだれ!??
局長だーー!!
ついにやってしまったのかー!!!
また見たいわねぇ

在宅と病院のグリーフケア

私は終末期や看取りのケアについて講義することがあるので、グリーフケアについてもよくお話しします。それらをとおして感じるのは、病院の看護師と訪問看護師では、グリーフケアに対する感覚が、少し違うようだということです。

まず訪問看護師。大抵の訪問看護ステーションでは、すでにグリーフケアをしているのではないでしょうか。看取りをし、葬儀を終えた後に遺族に連絡して様子をうかがったり、弔問して仏壇に線香を上げたりしていると思います。看取りが多いステーションでは、おおむねこのくらいの時期に、このような方法でというマニュアルもあるのではないでしょうか。私がステーションの管理者だったときも、つくっていました。

一方、病院の看護師は、遺族の家に訪問することはほとんどなく、電話で様子を尋ねることも非常に少ないと思います。

実は、病院では患者さんが亡くなった後に遺族に接するのは、看護師ではなく事務職員が多いのです。私の母が病院で亡くなったときも、葬儀が終わったころに病院に行ったのは、支払いのためでした。私の場合は、グリーフケアがいらないくらい満足し、病棟の看護師さんたちに感謝の気持ちがいっぱいで、それをきちんと伝えたかったのです。しかし、病棟まで足を運ぶのは、忙しい看護師さんたちの邪魔になるのではないかと躊躇しました。

亡くなる患者さんの数は訪問看護と病院では

大きく異なります。機能強化型訪問看護ステーションでは月に数人を看取ると思いますが、当院では毎月50人以上――緩和ケア病棟に至っては、患者さんの約半数が亡くなります。しかも最近では、亡くなる患者さんの入院期間がかなり短く、看護師と家族の関係形成にも影響があると感じています。

大事なのは亡くなる〝前〟

より専門的なグリーフケアが必要な方は、実は病院で亡くなった患者さんの遺族に多いように思います。なぜなら、遺族対象の満足度調査によると、最も満足度が高いのは在宅で家族を看取った遺族だからです。実際、病院では治療や生活面で、遺族が心残りに思うことがたくさんあると感じています。

「あのとき、そばにいてあげたかった」「家にいたら、好物を食べさせてあげられたのに」など、やむを得ず人生の最期に入院を選ばれた遺族はなおさら、本当ならこうしてあげたかったという気持ちがいっぱいなのです。

私たち看護師がグリーフケアを勉強することもよいでしょう。働く場所はどこであれ、看護師にできることは、亡くなってからグリーフケアに力を入れるのではなく、患者さんが生きているときにこそ、家族が後で心残りとならないような看護をすることではないでしょうか。もしかすると、患者さんが元気なときから、いざというときのことを家族と一緒に考えるのも、グリーフケアなのかもしれません。

（2015年10月号）

「退院支援加算」の本当の意味

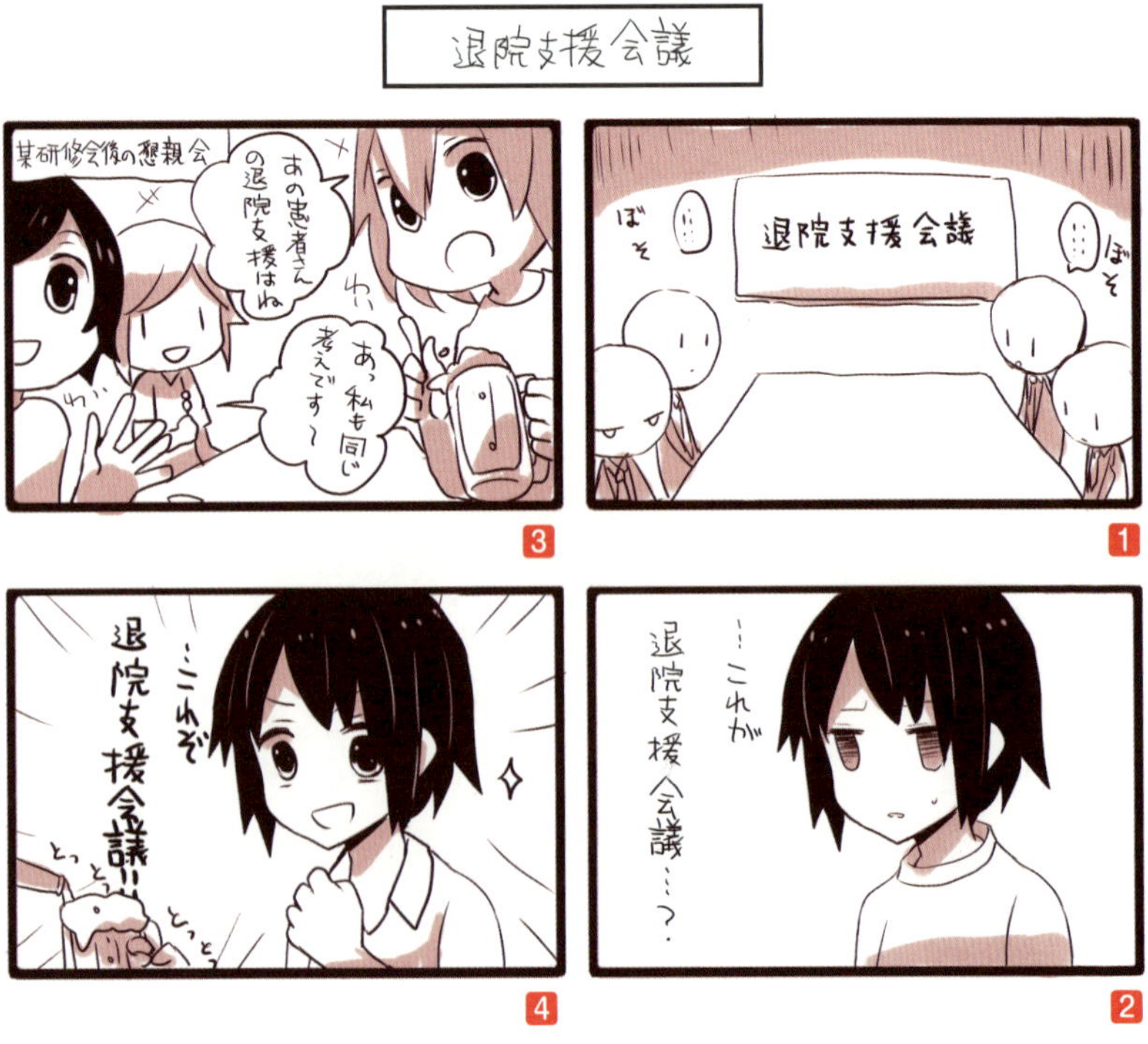

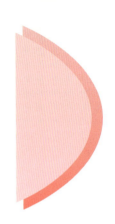

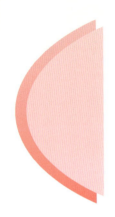

平成28年度診療報酬改定で、病院にとっての大きな話題は「退院支援加算」の見直しでした。訪問看護師の方はあまりご存知ないかもしれないので、簡単に説明します。

退院支援加算には1、2、3の3種類があり、1では一般病院の場合、患者さんの退院時に600点を算定できます。改定前の退院調整加算の最高額340点と比べてだいぶ高くなりました。そこで、多くの病院がこれを取得したいと必死になっています。

"顔の見える関係"を促す仕掛け

ところが、この算定には届け出が必要であり、その満たすべき施設基準をクリアするのが結構難しいのです。といっても、当院にとっては当たり前の内容でしたので、4月に届け出を行いました。これは、病院の看護管理者の姿勢の違いが表れる部分なのかもしれません。

その難しい基準は3つあります。1つ目は2病棟につき1人の退院支援職員の配置。これには病院全体での看護師数の確保と柔軟な配置が必要です。

2つ目は20カ所以上の医療機関や介護サービス事業所などの連携先と年3回以上、面会を行うというものです。これを、年3回の会議開催や、定期的にパンフレットを配りに行くことだと解釈する人もいました。会議の開催方法やパンフレット配布先について助言してほしいと言われた私。「え？　何それ？」と驚きました。

この加算の本来の目的は、患者さんの安心をつくる退院支援です。そのために必要とされるのが病院と地域の医療・介護従事者の〝顔の見える関係〟の構築です。定期会議もパンフレット配りも悪いわけではありません。でも、本当に重要なのは患者さんに必要なときに必ず関係者が会い、しっかりと腹を割って相談し合えるということではないでしょうか。そして、病院と地域がこのような関係であれば、自ずとこの程度の回数は会うことになるはずなのです。

地域の側から壁を崩そう

3つ目は、ケアマネジャーとの連携。病床100床当たり年間15回以上の介護支援連携指導料の算定が必要です。研修会などで、この回数が確保できないという質問を受けることもあります。いやいや、介護保険利用中の患者さんは、病院にたくさん入院しているはず。その患者さんのケアマネジャーに電話をすれば、皆さんすぐに来てくれるし、そうすれば算定要件は満たされます。こうしたことにさえ気づかない病院が結構あるようです。

そこで、訪問看護師やケアマネジャーの皆さんにお願いです。病院側は地域のことがよくわかりません。地域包括ケアについては初心者です。ですから、子ども相手のように優しく話しかけてあげてください。「入院中の患者さんのことで相談しませんか？　もしよければ病院に行きます。退院支援加算の算定にもつながりますよ」。ぜひ病院の壁を地域側から切り崩し、風とおしのよい連携をつくっていただけないでしょうか。

（2016年12月号）

地域医療構想で看護職が大移動？

妄想ランナウェイ

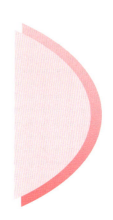

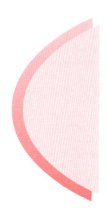

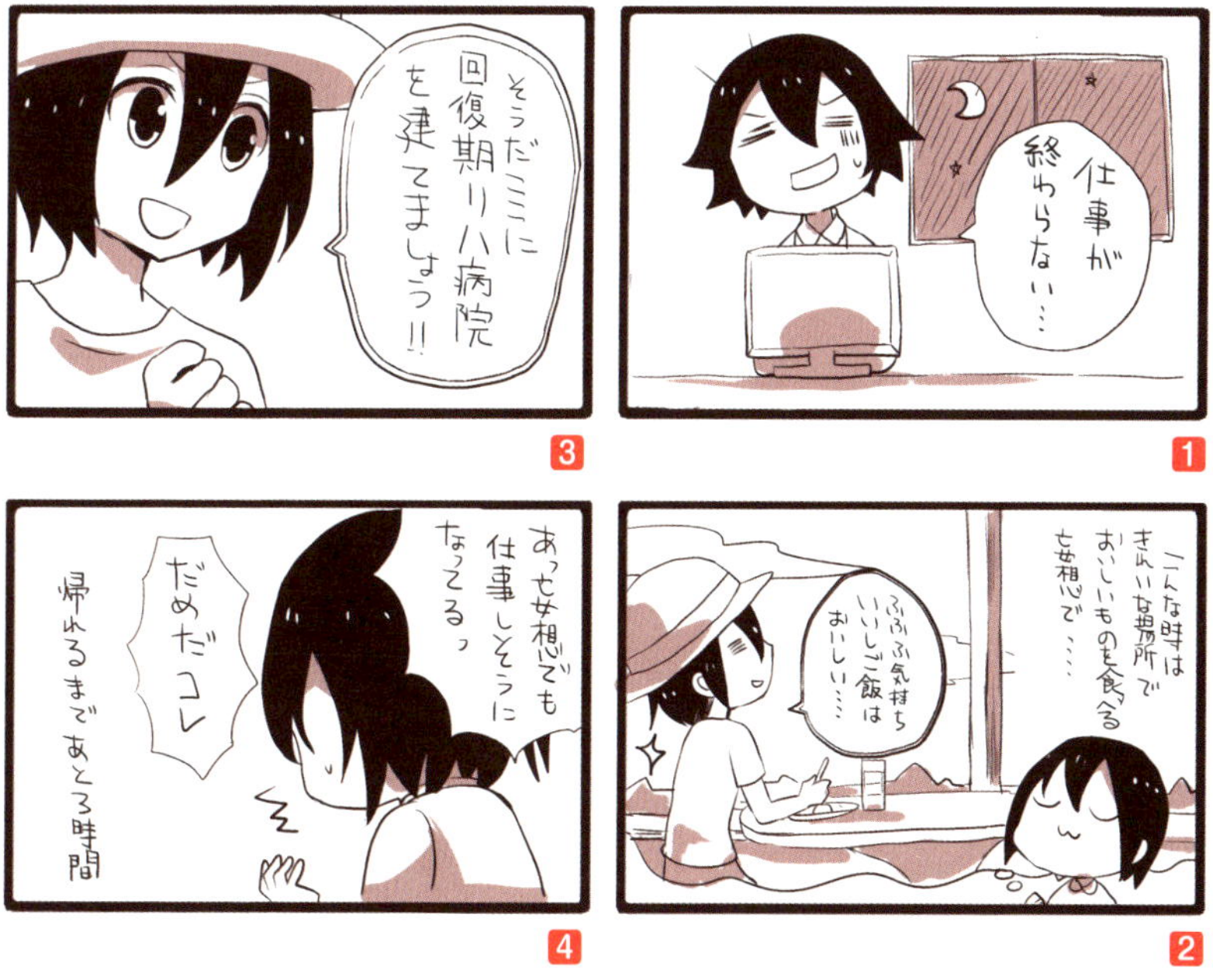

仕事が終わらない…
こんな時はきれいな場所でおいしいものを食べる妄想で……
ふふふ気持ちいいしご飯はおいしい…
そうだここに回復期リハ病院を建てましょう!!
あっ妄想でも仕事しそうになってるっ
だめだコレ
帰れるまであと3時間

２０１６年度中に各都道府県でまとめること が望ましいとされる地域医療構想。茨城県でも２０１６年11月に地域医療構想案が公表され、２０２５年に必要な病床数は現在の８割と試算されました。

地域医療構想は、ほとんどが各医療圏の大規模病院の院長や医師会長などが検討しているでしょう。おそらくそこに看護職は入っていません。しかし、この構想は看護職の仕事・生活に大きく影響します。そこで今回は、地域医療構想の影響を妄想してみます。

単なる機能転換では済まない

例えば、当院のある水戸医療圏。４００～５００床規模の急性期病院が５つあり、人口減少や高齢化率から計算するとかなり過剰。一方、回復期リハビリテーション病棟や療養型病床は著しく不足しています。茨城県の中では看護職が充足しているエリアですが、茨城県は２０１４年の計画では人口10万人対看護職数が全国42位ですから、そこで働いている看護職の人員不足感は大きなものです。

さて、そういったデータだけで考えると、こんな構想になりませんか？「急性期病院の２つは回復期リハと地域包括ケア病棟、１つは10対１病院と療養型に変更、それらの病院で余った看護職は県内のより人員不足の医療圏で就業」。こうすると、数字上は理想的な形になるでしょう？

ただし、これには大変な事態が伴います。それは多数の看護職の転職です。今後の施設のありようによっては、もしかするとほかの病院や施設などで働かなければならなくなるかもしれません。一体どこがよいのでしょう？　急いでナースセンター「とどけるん」に登録しなきゃ。「とどけるん」を知らない？　看護職が離職時にその情報をナースセンターに届け出る制度に基づく届出サイトです。届出をするとナースセンターの復職支援が受けられます。

転職先は十分調べて選ぼう

さて、これらの支援や友達のネットワークを使って転職先を見つけ、病院で働いていた看護職は訪問看護ステーションや高齢者ケア施設に続々と移っていくに違いありません。

ただし、注意してほしいことがあります。看護職はどうも、一般企業人よりも転職先についてシビアにチェックをしない傾向がある気がします。

例えば、訪問看護ステーション数は２０１６年、各地でかなり増えましたが、その半分近くが小規模で経営の難しさに瀕していると聞きます。探して探してたどりついた職場が、半年で閉鎖――。もしかすると、地域医療構想でそんな〝難民看護職〟が激増するかもしれないと、私は心配しています。

転職候補先の組織規模、経営の安定性、スタッフや利用者の口コミなど、調べるキーワードはいろいろあります。皆さん、どうぞ転職の際には十分調べて、賢く選んでくださいね。

（２０１７年2月号）

看護管理は楽しい

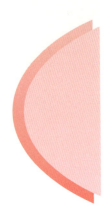

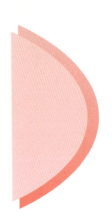

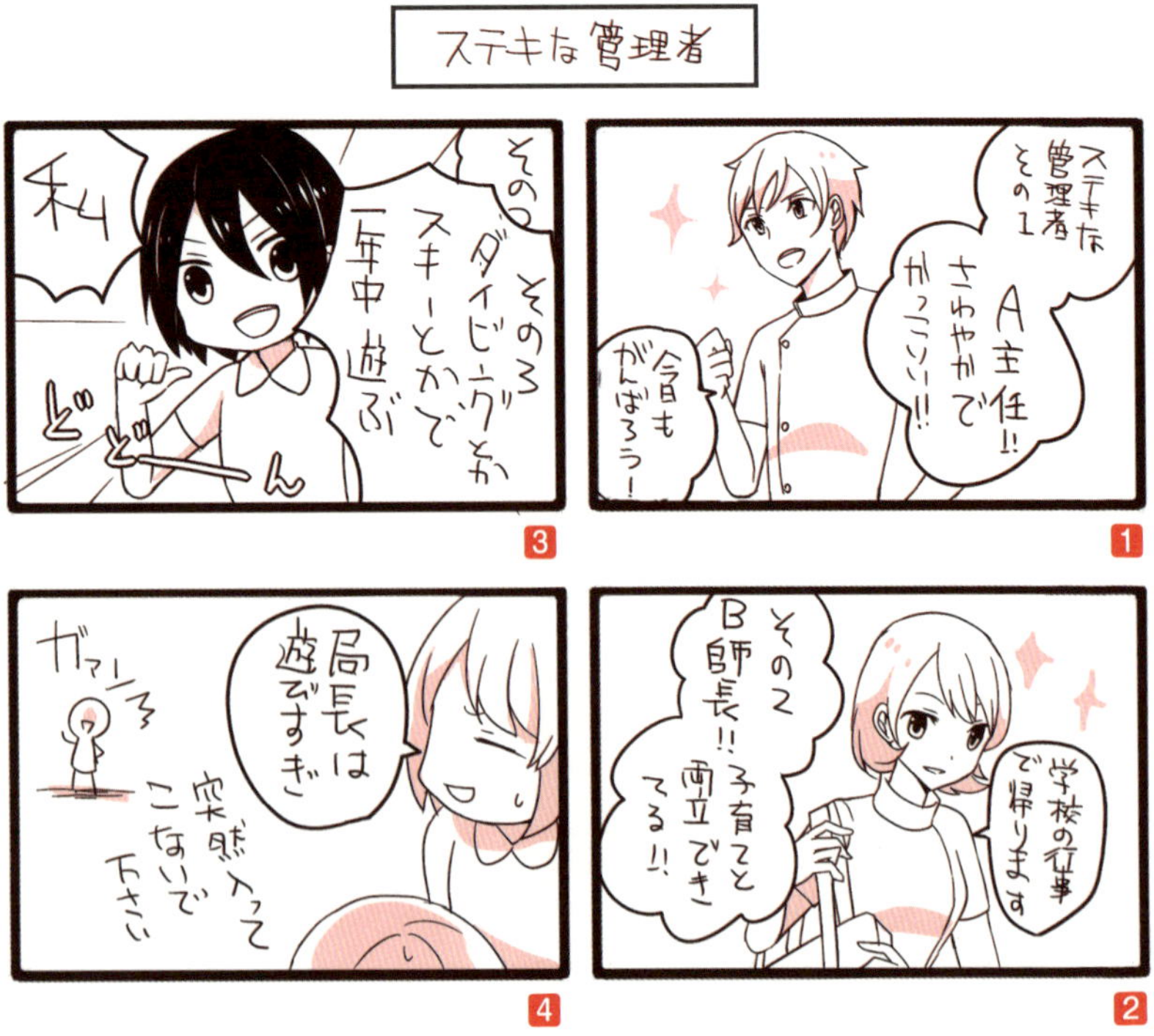
ステキな管理者
ステキな管理者その1
A主任!!
さわやかでかっこいい!!
今日もがんばろう!
その2
B師長!!
子育てと両立できてる!!
学校の行事で帰ります
その3
ダイビングとかスキーとかで一年中遊ぶ
私
どどーん
局長は遊びすぎ
ガァーン
突然入ってこないで下さい

私は現在の病院の看護局長になって2017年で8年目です。その前には訪問看護ステーションの管理者や病棟師長をしていたので、看護管理の経験はだいぶ長くなってきました。そこで今年度は、看護管理に関するコツやポイントを本にまとめようと考えています（『イラストでわかる 元気になる看護管理』2018年発行）。

看護管理に関する書籍はすでにたくさん出版されていますが、どうも難しいような気がします。私のまわりの師長に尋ねると、「何冊か読んだけれど、なかなかできるようにならない」といった感想を聞きます。そればかりか、「読めば読むほどできていないことに気づかされ、自分の至らなさにがっかりする」という声もありました。

マイナスイメージはなぜ？

そもそも看護管理者という立場に対して、看護職はマイナスイメージを持っている人が多いのではないでしょうか。訪問看護ステーションの管理者も病院の師長も、看護部長でさえ、「できればやりたくなかった」「好きでやっているのではない」という声を比較的よく聞きます。なぜ看護管理者は〝やりたくない仕事〟なのでしょうか。

訪問看護ステーションの管理者が楽しい仕事であることは、2016年11月に上梓した『訪問看護師は〝所長〟で育つ！』（日本看護協会出版会）でも人材育成の視点から書いています。

もしお持ちでない方は、9月14〜15日に茨城県つくば市で開催される「日本看護学会―在宅看護―学術集会」の会場でご購入くださいね。サインつきで販売予定です（笑）！

人材育成だけでなく、さまざまな点からも看護管理は魅力的な仕事だと、私は考えています。例えば、私ではなく部下が行ったケアや行動について、患者さんから褒められることがあります。自分が実際にしたわけではないのに一緒に褒めてもらえるなんて、おいしいなぁ、と思います。また、病院と訪問看護ステーションのように組織と組織の間の連携をよくしていくのも管理者の役割ですから、地域での看護管理者同士のネットワークが広がっていくのも楽しいことです。

地域をつなぐやりがい

私たちの地域は厚生労働省の委託事業「平成28年度地域における医療・介護の連携強化に関する調査研究（効率的かつ効果的な退院支援を行うための連携の在り方）」の対象となりました。4つの地域を対象とした調査で、当地域は、看護師を中心とした連携の効果的な事例として取り上げられました。

人口8万人弱の小さな市の、3つの病院の周辺の地域。まさに地域包括ケアシステムで示されているような30分程度で行き来できる圏内で、病院の看護管理者、訪問看護ステーションの看護管理者、看護職の特別養護老人ホーム施設長などが、日ごろから顔の見える関係の下にやりとりをしている事例です。こうした連携の中で、看護管理って地域をつなげるやりがいのある仕事だよな～、と実感しています。

（2017年9月号）

ツールと人の関係

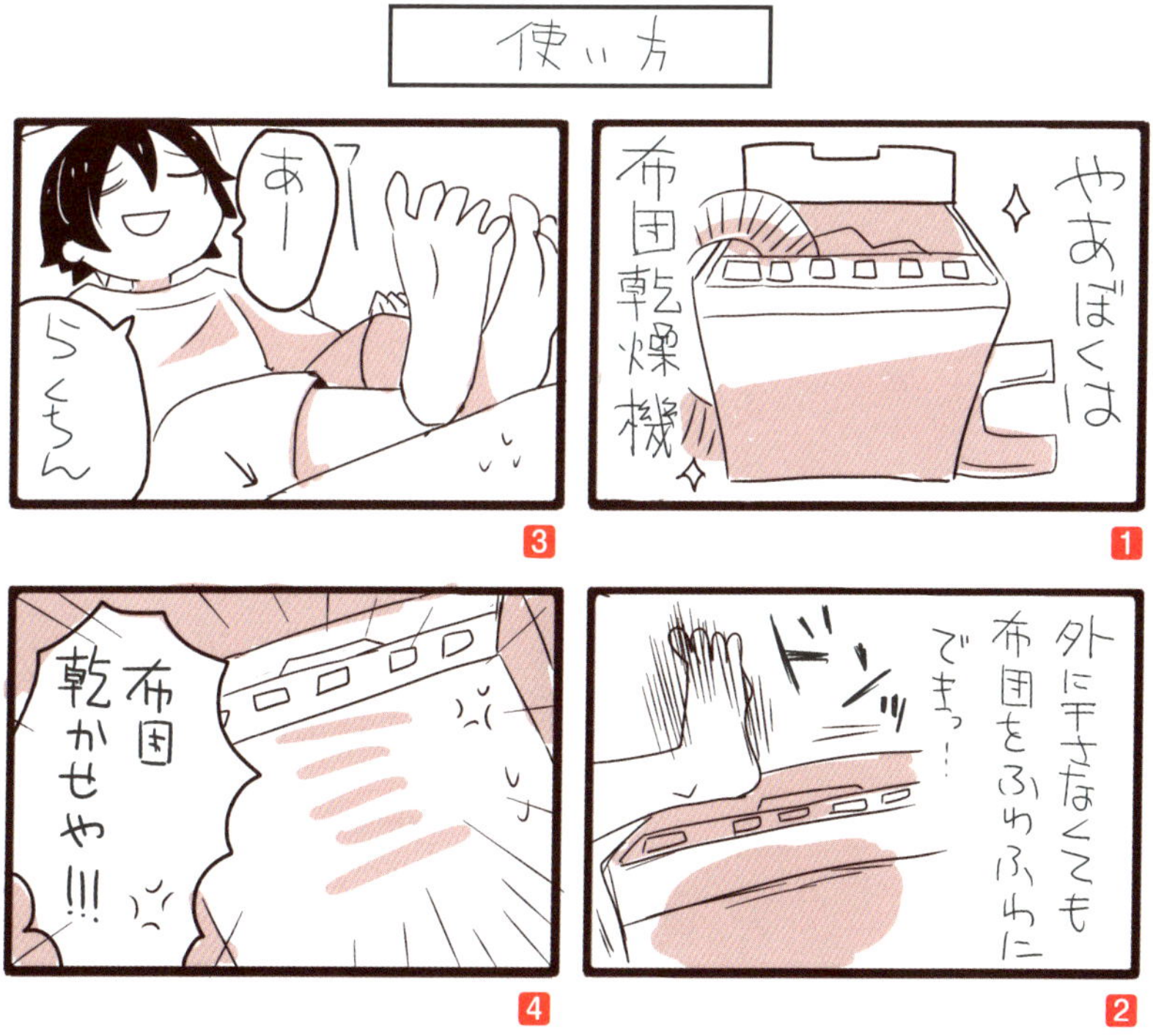
使い方
やあぼくは
布団乾燥機
ドンッ
外に干さなくても
布団をふわふわに
できまっ…!
あ〜〜
らくちん
布団
乾かせや!!!

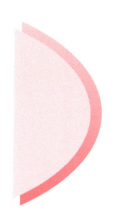

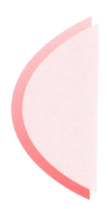

先日、退院支援が必要な患者のスクリーニングの項目について質問を受けました。当院では、緊急入院・入院前と比較したADLの低下・排泄に介助が必要といった、診療報酬の退院支援加算の算定において定められた項目とほぼ同様の内容を用いています。

実は、このスクリーニングの項目について、以前から度々、質問が寄せられています。新たにスクリーニングを開始するときや、それまでの方法を見直すときに、ほかの病院で実施している方法を聞きたくなるのでしょう。

スクリーニングシートは、病棟看護師と退院支援の専従職員が、入院患者の退院支援の必要性や課題について情報共有するために活用されます。このような専門職同士で情報や判断を共有するツールは、ほかにもいろいろあります。例えば、地域共通のケアのサマリー用紙を開発して入退院時や転院時に活用している所もあるでしょう。それも専門職同士の判断などを共有するツールの1つです。

ツールの意義

私たちは、同じ職場の看護職同士であっても、しばしば必要な看護について見方や考え方が異なることがあります。時に、それを「看護観が違う」などと表現します。この言葉は、短時間の話し合いでは異なる見方や考え方を一致させることが難しいと感じ、それ以上の話し合いを避けるときに用いられる傾向はないでしょうか。

こうした相互の考え方の〝ズレ〟を少なくす

るために、共通のツールを用いるのだと思います。

患者の療養場所が変化し、ケアの担当者が変われば、そこに情報の伝達・共有が必要になります。そのときに、スクリーニングシートやケアのサマリー用紙のような決められた書式があると、効率性という点では非常に有用です。

人が補うべき部分

一方で、そういった規定の書式では表せないこともたくさんあります。また、それらを十分に活用できない人も必ず存在します。

患者への看護について、看護職の考えを一致させるのが困難となる原因は、実際には看護観の違いというほどのことではなくて、実は話し合いで一致をはかれるものなのではないでしょうか。

物はあれば便利です。しかし、使い方によっては便利にならないこともあります。皆さんも家電機器やスマートフォンのアプリやなどで、入手したときの見込みより使っていないものがあるのではないでしょうか。それらを使わなくても、生活ができなくなることはありません。つまり、物には物事を便利にする効果がある半面、使い方によって得られる効果が異なるのです。

さまざまなツールは、つくるならば使いこなせるようにすることが大切です。同時に、必ず人が補わなければならない部分があると認識することも重要だと思います。

(2017年10月号)

救急外来看護師とケアマネの接点

お世話になってます

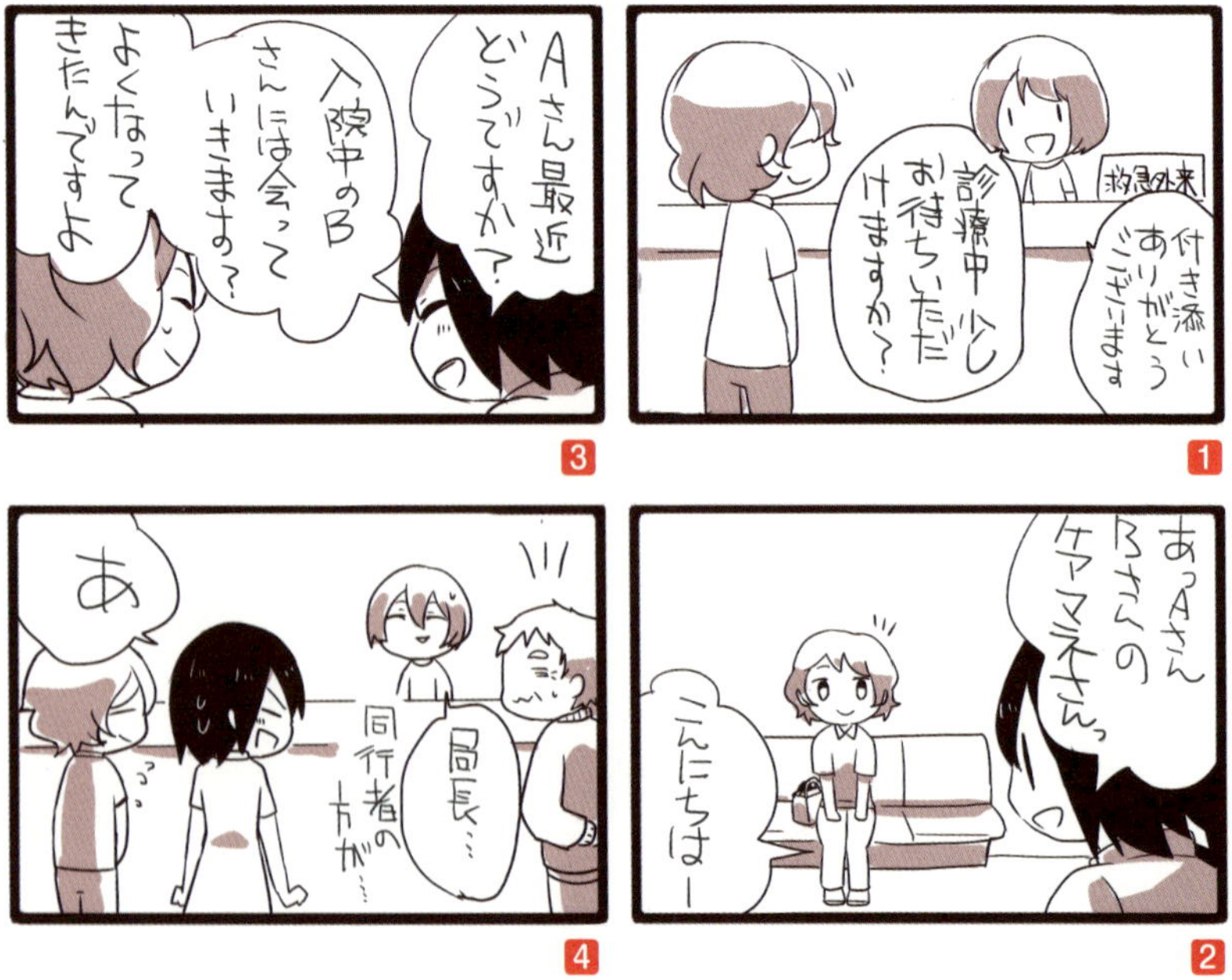
救急外来
付き添いありがとうございます
診療中少しお待ちいただけますか？
あっAさんBさんのケアマネさんっ
こんにちはー
Aさん最近どうですか？
入院中のBさんには会っていきます？
よくなってきたんですよ
局長…
同行者の方が…
あ

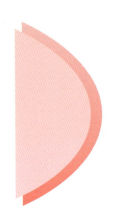

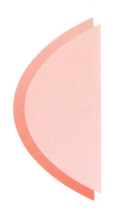

ケアマネ向け救急外来見学研修

２０１７年度、当院ではケアマネジャー（以下：ケアマネ）向けの救急外来見学研修を開催。たくさんの人が参加してくれました。厚生労働省によると、近年は介護支援専門員実務研修受講試験の合格者の約８割は基礎資格が福祉系ですから、救急の初療室などは未知の場所でしょう。もちろんケアマネも、担当する利用者の救急搬送などに同行して救急外来を訪れることもありますが、ドアの中の初療の様子は、テレビなどでしか知らないのではないでしょうか。

私は普段、病院内をあちこち行き来しています。その中で、救急外来に行く機会も結構あります。救急外来にはしばしば地域から運ばれてきた高齢者がおり、地域と病院をつなぐ上で重要な部署だからです。実際、救急外来を受診した高齢者について医療相談支援室の看護師に連絡してフォローをお願いすることもあります。救急外来と地域とのつながりを重視する私の考えを、救急外来の看護師たちも理解し、熱心に取り組んでくれています。その一部は、２０１７年９月に開催された「日本看護学会―在宅看護―学術集会」でも発表しました。

冒頭のケアマネ向け研修は、その発展の形の１つとして開催したものです。具体的には、１日２人程度ずつ、午後の３時間、救急の初療風景を見学してもらいます。これはあるシンクタンクの効果的な退院支援の調査研究として報告されていたものからヒントを得て実施しました。

研修では、重症の救急搬送が続く日もあれば、軽症で入院せずに済む患者ばかりの日もあって、いろいろです。

入院しない患者にも確認する理由

救急外来の師長や副師長も研修の意義を理解し、患者対応の合間に受講者と情報交換をしてくれています。

このときに、よくケアマネに驚かれるのは、当院の救急外来では、入院時と同じ内容でスクリーニングを行っており、たとえ入院しない患者でもケアマネの名前を確認しているということです。

それはなぜでしょうか。例えば、高齢者の圧迫骨折はほとんどの場合、入院にはなりません。自宅で安静にする指示と鎮痛薬が処方されるくらいです。しかし、それまで歩いていた人が歩けなくなり、痛みがつらくなって救急搬送されたのです。ということは、帰宅後には、自宅のベッドや食事といった生活環境を変えたり、手伝ってくれる人を確保したりしなければなりません。それにはケアマネに連絡するのが一番です。つまり、入院しなくても、病院からケアマネに連絡すべき患者は、とてもたくさんいるのです。

今回の研修は、救急外来の看護師とケアマネにとって、互いに相手の存在を重視していることを確認するよい機会となったようです。参加したケアマネからは、「次からは安心して病院に来られるようになった」といった感想が寄せられました。救急外来は、実は病院の中で一番、地域と接点がある場所なのです。

（2017年12月号）

医療・介護ダブル改定、看護が連携の推進役に

人生の最終段階

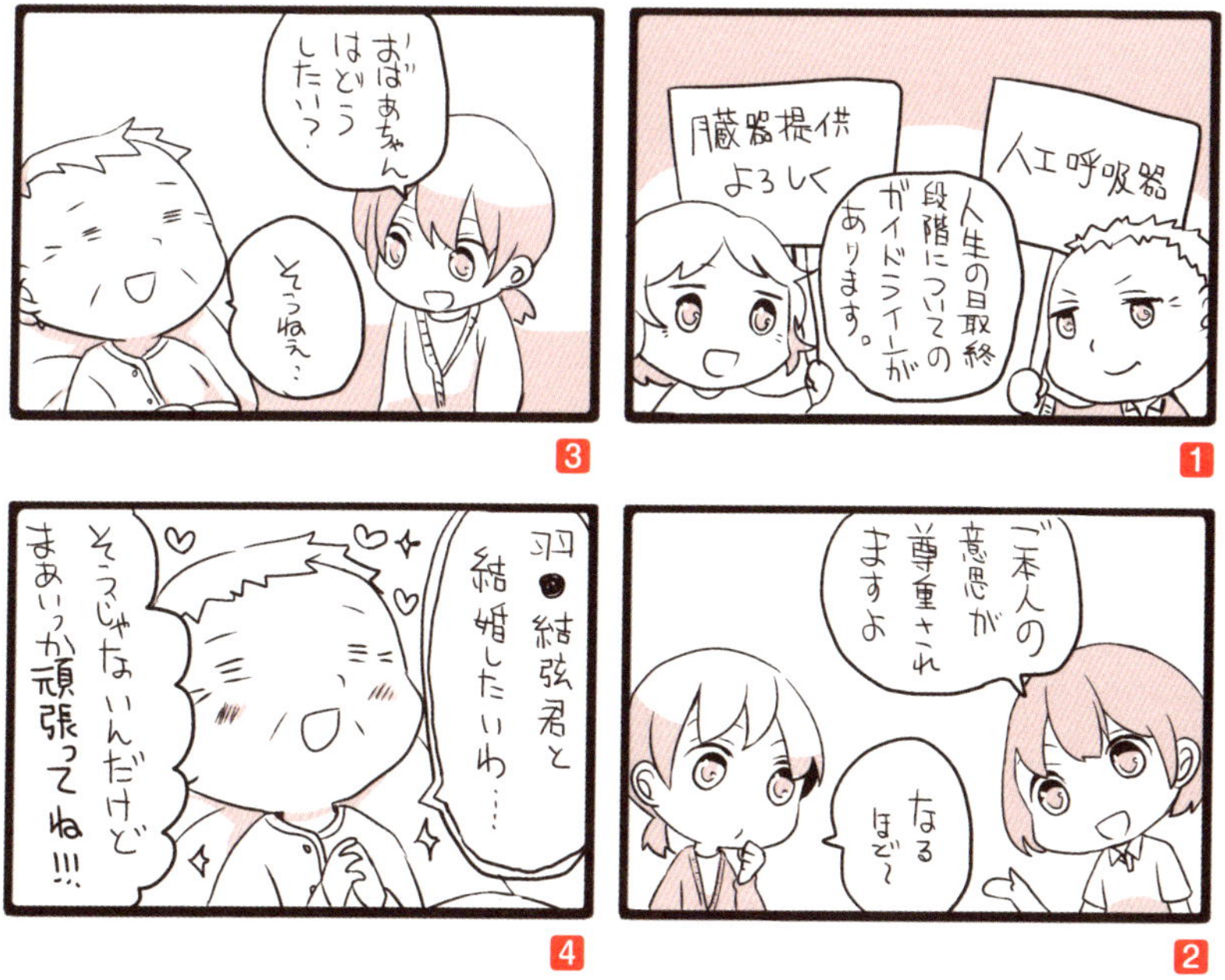

1
臓器提供よろしく
人工呼吸器
人生の最終段階についてのガイドラインがあります。
2
ご本人の意思が尊重されますよ
なるほど〜
3
おばあちゃんはどうしたい？
そうねえ…
4
羽●結弦君と結婚したいわ…
そうじゃないんだけどまあいっか頑張ってね!!!

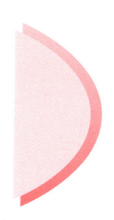

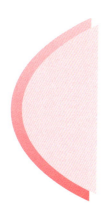

この冬は、全国的に雪の影響が報告されました。日本海側の地域では、まれにみる豪雪で交通やライフラインが停止しました。インフルエンザの患者数も過去最多だったそうですから、皆さんの同僚や利用者にも発症者がいたのではないでしょうか。もちろん、私のまわりでも雪とインフルエンザへの対応に追われました。私はインフルエンザにはかかりませんでしたが、雪の被害には巻き込まれ、出張の帰りに、通常は90分の距離なのに5時間半もかかった日がありました。

訪問看護への影響は?

さて、雪とインフルエンザ以外で私たちに大きな影響を及ぼすものといえば、平成30年度診療報酬・介護報酬ダブル改定です。病院には介護報酬改定はあまり影響しませんが、診療報酬は、看護管理者にとってかなり不安を抱く内容となりました。

最も影響が大きいのは、看護必要度の見直しです。7対1の看護体制に対する報酬を従来の水準に維持するには、これまで以上に重症者に絞らなければならなくなりました。さらに、予約入院の患者に対して入院前からの評価を求められ、外来看護の強化が必要となりました。

もちろん、訪問看護との連携も非常に重視されたので、ぜひステーション管理者から病院看護管理者に連絡してみてください。

では、訪問看護ステーションへのダブル改定の影響はいかがでしょうか? あまり影響を受けないステーション、改定により収益増になるステーションなどさまざまでしょう。この違いの背景には、日ごろから提供している訪問看護の内容や社会の変化への対応力があるようです。

例えば今改定では、看取りにおいて「人生の最終段階における医療の決定プロセスに関するガイドライン」を活用しているかが問われました。このガイドラインは2007年に策定、2015年に改定され、インターネット上にも公開されていますが、まだ見たことがないという人はいませんか？　ガイドラインの名称で検索すれば、本文や厚生労働省のリーフレットが見られます。まだ目をとおしていない人は、大至急確認し、日ごろから利用者や家族と「もしものときに○○さんの気持ちと違うことをしてはいけないので、人生の最期にこれをされるのは嫌、ということなどはありますか？」といった確認をしておいてくださいね。

4月からが正念場

2018年4月には、すっかり春を迎えて新年度がスタート。今回のダブル改定をいかに効果的に活用するか、4月からが正念場です。訪問看護利用者が病院に入院するときの看護サマリーのやりとりや、退院カンファレンスの開催、病院看護師のステーションでの研修実施なども評価対象となりました。病院と訪問看護の連携を、もっともっと行わなければ！

看護が地域連携の推進役となる時代の到来ですね。

（2018年4月号）

病院・地域の距離に変化

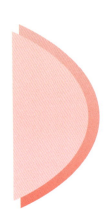

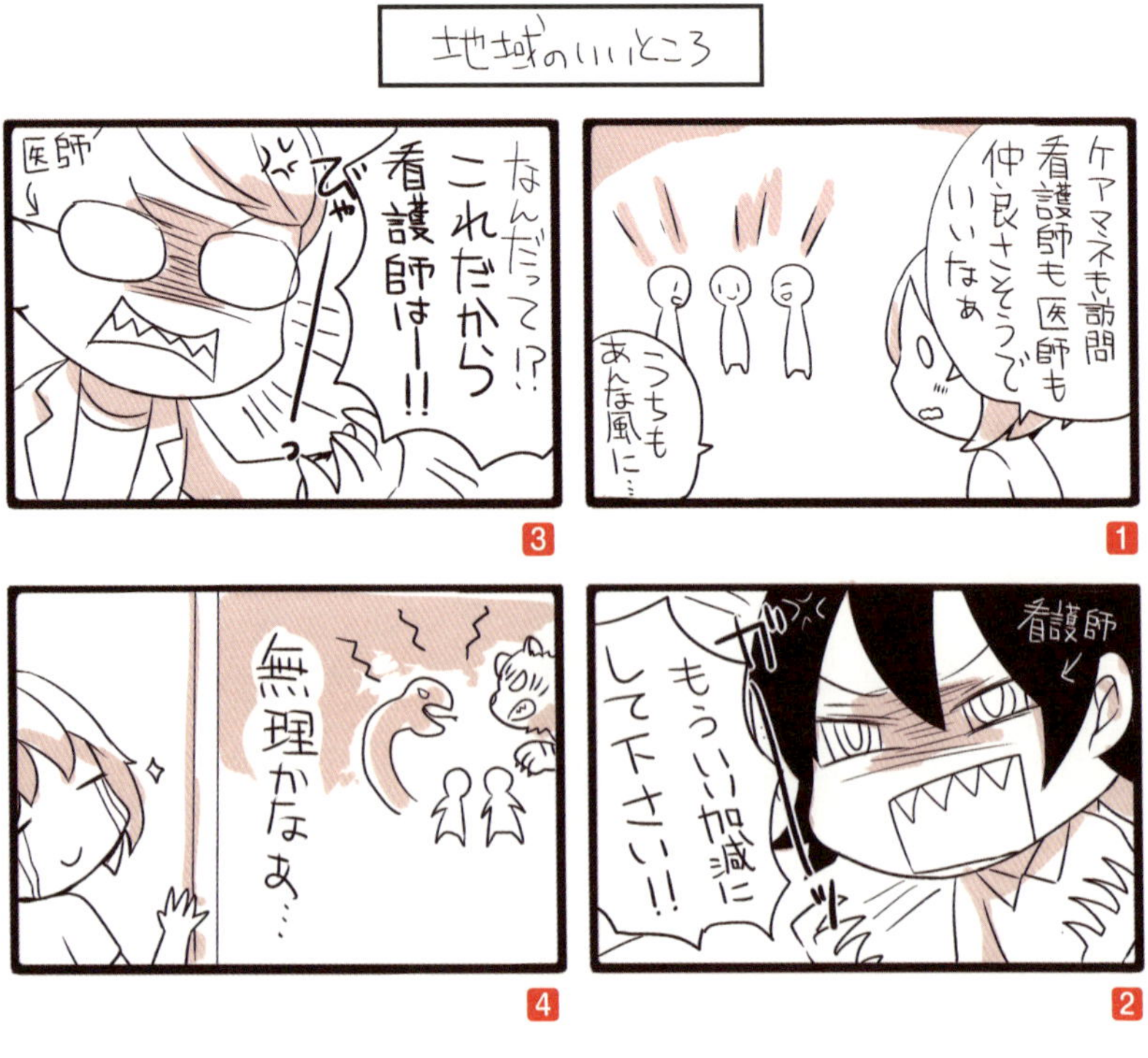
地域のいいところ
ケアマネも訪問看護師も医師も仲良さそうでいいなぁ
うちもあんな風に…
看護師
もういい加減にして下さい!!
医師
なんだって!?これだから看護師はーー!!
無理かなぁ…

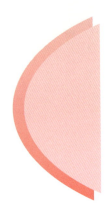

2018年3月、桜の便りが届き始めたころ、茨城県内のある地域で興味深い研修会が開催されました。2地域のケアマネジャーたちが、7つの病院の退院支援部門の担当者を招いてそれぞれの病院の特徴を発表してもらい、その後、グループワークをするという企画でした。最近、このように地域と病院の連携について地域側から情報共有・発信の働きかけを行うケースが増えてきたように思います。この研修会での2つの発見を紹介します。

入退院支援への意識

1つ目は、参加した病院が昨年度末の数カ月間に次々と退院支援加算の算定要件について体制を強化し、2から1へと届け出の変更を行っていたことです。7院中2院は従来から退院支援加算1を算定しており、残り5院中3院が2017年10月以降に加算1に変更していたのでした。これはおそらく、平成30年度診療報酬改定に向けた準備だったのでしょう。今改定では名称が「入退院支援加算」に変わり、入院前からの支援にも加算が新設されました。当院でも入退院支援の体制をさらに強化し、患者がやむを得ず入退院を繰り返すときに、少しでも安心できるようにしたいと考えています。

病院看護部長の参加

2つ目は、この研修会に、病院の看護部長が1人、2カ月前まで看護部長で今は連携部門を担当している人が1人、参加していたことです。

私は日ごろからケアマネジャーや介護職対象の研修の講師をしており、ケアマネジャーとの仕事上の接点も多いです。同研修会も、企画者のケアマネジャーとは既知の間柄で、最後に全体のまとめをする役割を依頼されて参加していました。しかし、これまでこうした場で病院の看護部長などに会ったことはありませんでした。私は、2人が参加してくれたことこそ画期的だとうれしくなりました。地域と病院の距離は少しずつ縮まってきていて、「やっぱり世の中は動くんだ!」と変化を実感した日でした。

看護管理者の2人にとっては、100人近いケアマネジャーを見るのも、その中でグループワークをするのも初めて。「こんなにたくさんの人が退院後の患者を見てくれていたのですね」「知っている人がこの3人(現役看護部長・元看護部長・私)しかいない」「グループワークで飛び交う言葉の意味がわからなかった」といった感想が聞かれました。多くの病院の看護管理者は、この2人と同じ状況なのではないでしょうか。

確かに、まだ共通理解が難しいことも多くあります。でも、この日のような出会いがあり、それが継続的に積み重なれば、地域でのよりよい連携構築につながるでしょう。どうぞ、皆さんの地域でも、病院の看護管理者をこうした場に誘ってみてください。なお、そのときは、開会・閉会などのあいさつは頼まないほうがよいかも。〝アウェイ感〟に当惑して、あいさつどころではないかもしれないので。

(2018年5月号)

ないものを数えるよりあるものをつなごう

「ある」を大事に

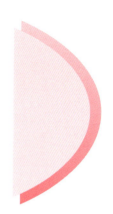

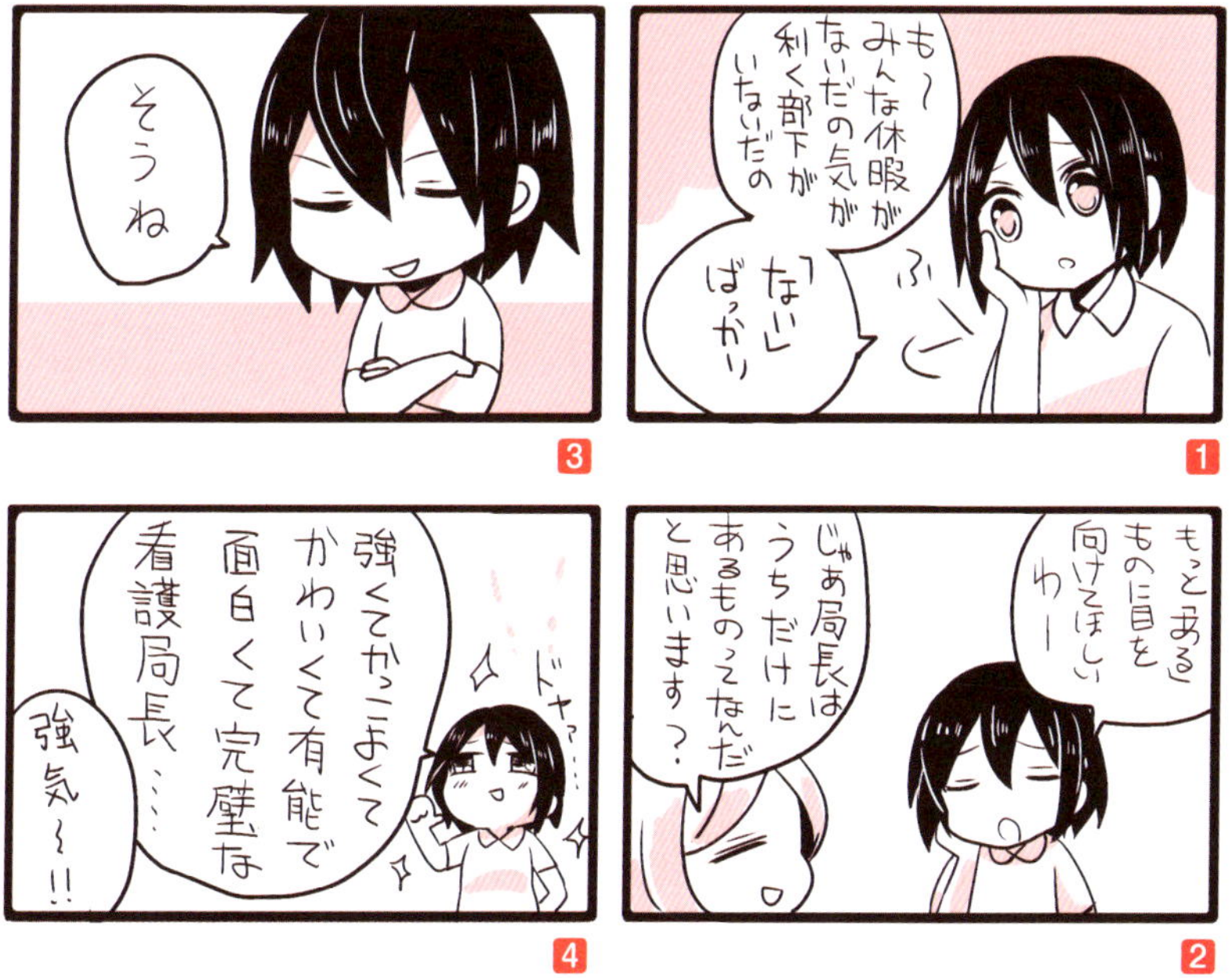
1
も〜 みんな休暇がないだの気が利く部下がいないだの
「ない」ばっかり
ふー
2
もっと「ある」ものに目を向けてほしいわー
じゃあ局長はうちだけにあるものってなんだと思います？
3
そうね
4
強くてかっこよくてかわいくて有能で面白くて完璧な看護局長……
ドヤァ…
強気〜!!

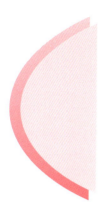

2018年の夏はいつにも増して院外での仕事が集中していました。特に多かったのは、地域包括ケアシステム構築に関連するテーマでの研修講師や講演などです。例えば、認定看護管理者教育課程サードレベルでは「ヘルスケアサービスの創造」という科目の講師を担当しています。また、病院勤務者やその周辺地域の保健・医療・福祉関係者を対象とする講演では、地域包括ケア推進のための多職種連携などをテーマに話すことが増えています。

「当地域には○○がない」

受講者や聴講者と情報交換をする際によく耳にするのが、「私たちの地域には○○がない」という言葉です。訪問看護師やケアマネジャーからは、「当地域には角田さんのように地域のことを知っている病院の看護部長がいない」と言われます。病院の地域連携担当看護師からは、「この地域にはよい訪問看護ステーションがない」と言われます。さらに、勤務先病院には地域との連携に理解のある医師がいない、師長がいない……こうなると、〝ないない尽くし〟ですね。

それでは、当院や周辺地域にはこれらがすべてそろっているのでしょうか？　答えはNOです。当院には、自ら在宅医療にかかわろうと考えている医師はほとんどいません。ほんの少しだけ関心があるという医師はいますが、実際には病院内の業務に追われ、たった一度、往診に行くことにすら消極的な医師ばかりです。看護師にも、十分なアセスメントや模索をせずに

「この患者は退院するのは無理」と決めつける人がいないわけではありません。

ないものをもっと挙げていくと、当法人（県）には訪問看護ステーションはないし、車で20分以内の地域には回復期リハビリテーション病棟がありません。病院の前に1軒だけあるファミレスも24時間営業ではありませんし、病院の最寄駅であるＪＲ常磐線友部駅の前にはコンビニもありません。

あるものに気づく

さて、ないものがこれだけたくさんあると、住民や当院で働く人たちは不幸せなのでしょうか？

当院の看護師の離職率は5％程度で、２０１７年度の職員の出産数はなんと34人。前年度から約3割も上昇しました。ということは、子育てのしやすい職場があり、子育てをする仲間がいる。さらに、広い空と土地がある、新鮮な野菜や果物が容易に手に入る、物価も都内より断然安い。その上、車で2時間ほど走れば、山も海も遊園地もあるのです。こうしてあるものを数えていくと、ないものよりも多いかもしれません。

ないものを数えるのに慣れている私たちですが、皆さんも地域包括ケアを構築する際は、ないものではなく、あるものを数えてみませんか。そして、それをつなぐワークショップの情報を少し。11月に東京と名古屋で開催します。きっと自分たちにあるものに気づけると思います。ぜひご参加ください。

（２０１８年10月号）

ケアマネジャーとのデスカンファレンス

我が家が一番

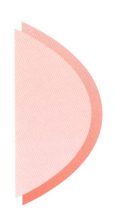

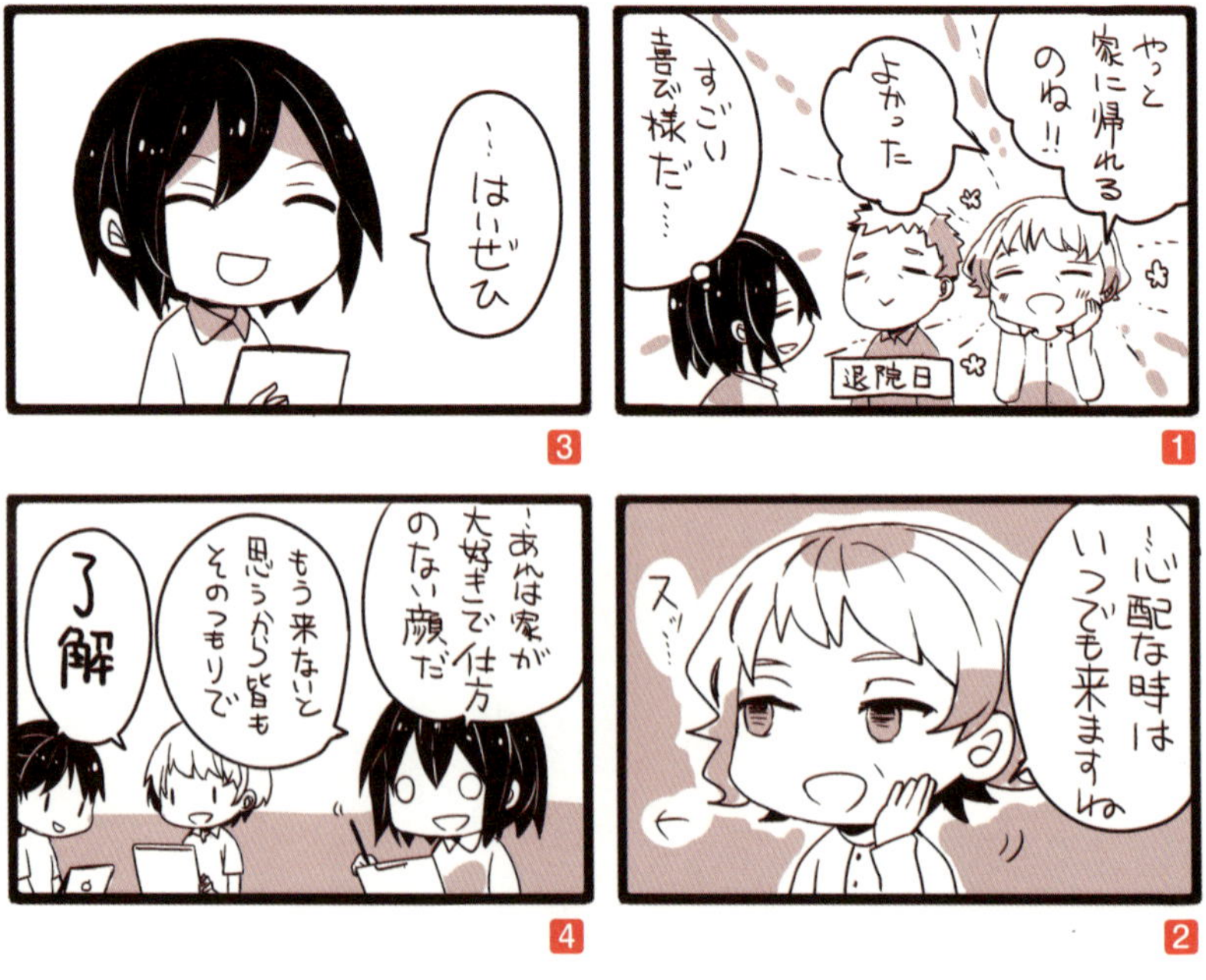
やっと家に帰れるのね!!
よかった
すごい喜び様だ…
退院日
…心配な時はいつでも来ますね
スッ…
…はいぜひ
…あれは家が大好きで仕方のない顔だ
もう来ないと思うから皆もそのつもりで
了解

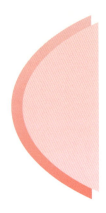

皆さんの地域には、ケアマネジャー同士の定期的な集まりや研修会などはありますか？　中にはそういった催しに参加している人もいることでしょう。当院のある笠間市でもケアマネジャーの集まりがあり、年に4回、研修会を開催しています。11月にはデスカンファレンスをテーマにした研修会が開かれ、私が講師を務めました。

模擬カンファレンスを実施

同研修会では、「デスカンファレンスとは」という30分間の講義をした後、模擬のデスカンファレンスを実施しました。この様子を参加者が見て学ぶというスタイルです。研修会を企画したケアマネジャーが、自分の担当した利用者の事例を提供してくれました。

事例は、サービス付き高齢者向け住宅に独居で暮らし、そこで最期を迎えた、がん末期の利用者のものでした。模擬デスカンファレンスでは、病状変化の時期の見極めや、トータルペイン（全人的苦痛）の観点からの評価などを振り返りました。

模擬デスカンファレンス後、研修会企画者や参加者からは「もやもやがすっきりした」「模擬デスカンファレンスを見て、前半の講義内容がより理解できた」「振り返りをとおしてケアチームのメンバーの相互理解が深まった」などの感想が聞かれました。

実は、この事例はもっと多くの視点から検討することができます。例えば、この利用者が通院していた病院の医師や看護職なども交えて振り返ると、早期介入につながり得るいろいろな発見があるでしょう。

地域の看取る力を高める

研修会後、私は参加したケアマネジャーたちに「もし皆さんのところでデスカンファレンスをする際は、ぜひ誘ってほしい」と伝えました。当院の患者が、本人の希望により、病院で過ごすのではなく、地域で自分らしく暮らし、結果、そこで最期を迎えるならば、それが何よりです。これを可能とするためには、病院と地域の関係者が一緒にデスカンファレンスを実施するのが有効ではないでしょうか。

亡くなった利用者の事例を振り返り、またそうした振り返りを重ねることで、医療職・介護職は時期を見極める判断力や、その上で利用者の意向を引き出すコミュニケーション力、関係者によるチームの結束力などを高めることができると思います。それが地域の〝看取る力〟の向上にもつながるのではないでしょうか。

個人的には、事例検討は1人の患者・利用者から多くのことを学べ、学習効果が高いと考えています。ケアの質を向上させるためには、事例検討の効率的・効果的な実施が必要です。一方で、デスカンファレンスはうまくいかないとか、嫌だといった否定的な意見を聞くこともあります。看護職がこうした意識を転換できるよう、私も訪問看護認定看護師教育課程の講義などで、引き続きよりよいデスカンファレンスのすすめ方を広めていきたいと思います。

（2019年2月号）

効果的なメールタイトル

メールタイトル

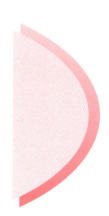

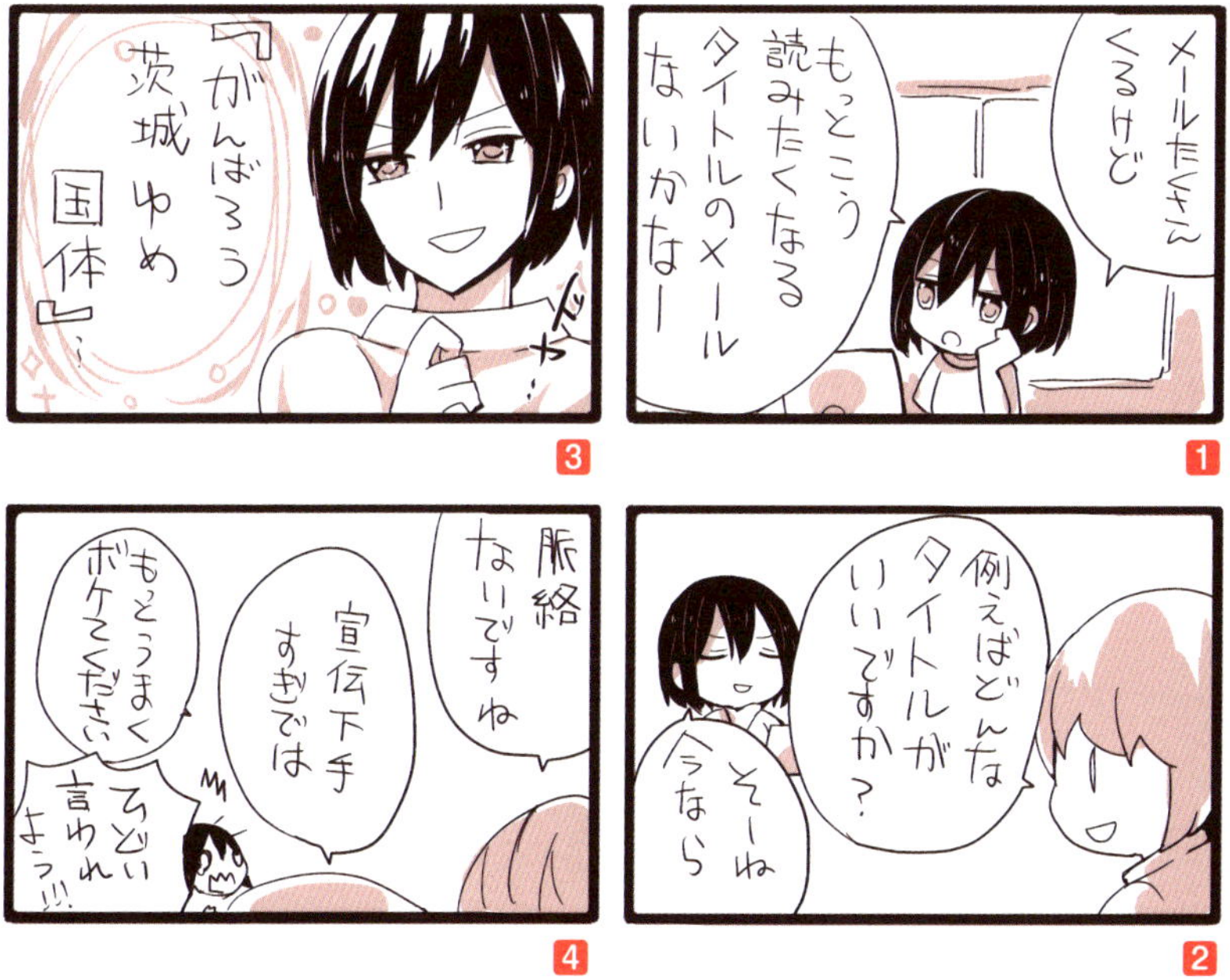

メールたくさんくるけど
もっとこう読みたくなるタイトルのメールないかなー
例えばどんなタイトルがいいですか?
そーね今なら
『がんばろう茨城ゆめ国体』
ドヤッ
脈絡ないですね
宣伝下手すぎでは
もっとうまくボケてください
ひどい言われよう!!!

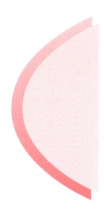

訪問看護ステーションで働く皆さんは、仕事の中で他機関の人と電子メールでやりとりをすることが多いと思います。私がいろいろな場所で出会う訪問看護師からもらう名刺にも、メールアドレスが記載されています。訪問看護師の場合、非常勤職員であっても名刺を持たせている事業所は多いのではないでしょうか。

なお、病院の看護職は、名刺を支給されないことも少なくありません。当院では、副看護師長や認定看護師には名刺を持ってもらっています。しかし、それ以外の場合は、たとえ10年以上の経験のある看護職でも名刺を準備する必要はほとんどないのが現状です。強いて言えば、学会発表をする看護職には、市販の名刺印刷用紙で10枚ほど作成して持参するようアドバイスしています。発表後に個別に質問などを受け、先方から名刺をいただいた場合は、こちらも渡すのがマナーだからです。

違和感を覚えるタイトル

さて、そうしていただいた名刺に記載されたアドレスを介してメールのやりとりをする際に、ときどき「あれ？　何か変」と感じることがあります。

その1つは、タイトルが送信者の名前となっているものです。もちろん初めてメールをやりとりするときには「中央病院の角田です」などでも、さほど違和感はないでしょう。しかし、何年も前から何度もメールをやりとりしている関係であれば、要件のキーワードをタイトルにするほうが適切です。たいていの電子メールソフトウェアは、受信メールの一覧に差出人名も表示されるシステムになっているはずです。ですから、情報が重複するのを避けるためにも、タイトルを差出人の名前だけとするのはおすすめできません。

もっとも、時々、名刺に記載されているメールアドレスが個人ではなく事業所のもののことがあります。これらは恐らく、事業所の全職員などの共有アドレスなのだと思います。そういうケースでは、つい「○○ステーションの△△」と名乗りたくなって、タイトルに名前を入れてしまうのかもしれません。

私が違和感を覚えるタイトルのもう1つのパターンは、「連絡」「報告」といったもの。連絡や報告があるからメールをくれるのだと思うのですが、せっかく文字数の制限はないのですから、もう少し言葉を補足し、「研修日程の連絡」「会議の準備状況の報告」などとすると、受け取る側は内容を予測できて、安心して開けます。

情報伝達を洗練させよう

年号が令和に変わり、新しい時代となりました。しかも今年度は働き方改革スタートの年。メールタイトルも美しく洗練させ、重複や無駄を削減するように工夫してはいかがでしょうか。

病院でも地域でも、どこも忙しいのが常。小さなことから見直して、情報がより効果的に伝わり、さらに働きやすくなるようにできるとよいですね。

（2019年7月号）

茨城県立中央病院では、本書にまとめたように、病院と地域をつなぐ取り組みを毎年少しずつ積み重ねてきました。それらの事例をご紹介します。

病院と地域をつなぐさまざまな取り組み

【病棟師長が退院前後訪問】

Aさんは難病に加えて脳卒中を発症し、年齢も30代であったことから、活用できる社会資源が乏しい背景がありました。麻痺は重く、介護を行う家族にも負担が大きいと思われ、病棟では自宅での介護は危険と退院支援に消極的な意見があり、入院期間が長くなっていました。ところが、病棟師長が思い切って自宅に退院前訪問をすると、Aさんの家族は介護に意欲的で、それならと自宅退院の準備を進め、退院後にもう一度、病棟師長が訪問すると、Aさんは病棟では見たこともないような笑顔で迎えてくれました。病棟看護師たちは、Aさんから退院の意義と自宅でのリハビリ継続の可能性を学びました。

【たった1日で退院準備】

Bさんは50代の男性で、日にち単位の病状となったがん患者です。病状の進行に伴い、せん妄が出現すると、Bさんは「自宅へ帰りたい」と言うようになりました。それを聞いた娘さんたちは自宅退院を希望しました。看護師たちは「なんとか希望を叶えたい」と分担して準備を進め、翌日、退院となりました。もちろん訪問看護師にも事前に連絡をしていましたが、退院時の介護タクシーに病棟看護師も同乗して、帰宅直後の療養環境整備を行いました。翌朝、Bさんは自宅で看取りになりました。

看護師たちが、日ごろから自宅での生活を大切に考えていたからこそ、家族の急な希望を実現できました。病院の看護師たちが「地域に出よう、つながろう」と動き出すと、患者さんや家族に自宅へ戻る選択肢を提示でき、安心な生活のための支援ができるようになるのです。

【訪問看護1日体験】

当院では「訪問看護ステーション1日体験研修」を行っています。この10年で120人の看護師が体験し、病棟師長に限ると8割が体験者です。病棟師長がこれだけ経験していると、その病棟全体で「患者さんの暮らしのための退院支援を進めたい」と思うようになります。さらに「退院後訪問に行きたい」「スタッフにも同行させたい」という声が出てきます。

【訪問看護ステーションへの出向】

3人の看護師が3カ月以上の期間で訪問看護ステーションへ出向に行きました。出向に行った看護師たちは、患者さんの自宅での生活や訪問看護師の働き方をイメージすることができるので、患者さんの退院準備や外来での療養支援にその体験を活かしてくれています。

【他の病院・施設への訪問や出向】

1日体験や出向は、訪問看護ステーションだけに限りません。他の病院や特別養護老人ホームなどにも出かけます。設置主体や規模や役割が異なる病院を経験すると、それぞれの難しさを理解できるようになります。特別養護老人ホームでは、日常的に医師がいない職場を経験し、看護師の役割の重大さを理解しました。障がい者施設の訪問でも、人員配置の違いや長期にわたるケアにおける困難さも実感してきました。これらは、病院に戻ってからの退院支援において、さまざまな関係者を尊重する姿勢を育んだと思います。

【訪問看護ステーションなどからの研修受け入れ】

当院では、多数の施設からの看護の研修を受け入れています。訪問看護ステーションに採用が決まった新卒看護師、開設準備のための看護師の緩和ケア研修などさまざまです。救急外来ではケアマネジャーの救急医療の見学研修も実施しています。これらは、当院の看護師と院外のケアチームメンバーが〝顔と顔が見える関係〟になる効果がありました。

【院外参加者を含めたカンファレンス】

退院支援カンファレンスを院外の専門職を交えて行う病院は結構あると思います。当院では、そのほかに、自宅で看取りとなった患者さんのデスカンファレンスを、在宅のケアチームと一緒にときどき行っています。それによって、たとえ院外に出かけなくても、退院後の患者さんの暮らしを知ることができます。また、院外の専門職がどのように考えて看取りに関わっているかも学びます。院外の専門職への信頼を深めることにつながっていると考えます。

【笠間市看護管理者の会】

当院のある茨城県笠間市は人口約7万人。保健師も含む市内の看護管理者に声をかけ、定期的に集まる会を開催しています。看護管理者同士も〝顔と顔が見える関係〟になったため、患者さんの転院や看護師の研修などを相談し合えるようになっています。ときには、看護師の転職の相談にもなり、地域の課題を地域の看護管理者が考える会になっています。

【看護管理者・認定看護師の出会いづくり】

当院は県立中央病院ですから、県全体への働きかけや県内の要望を引き出す役割があると考えています。そこで看護管理者が出会える研修会や認定・専門の看護師が定期的に集まる会を開催しています。すると、広範囲で連携が深まり、集まりでの意見がもとになって、県の事業になったものもありました。看護師のつながりは「大きな力」になることを実感しました。

連載を振り返って

10年間を振り返り、今、周囲を見渡すと、看看連携が結構進んできたと感じます。なぜなら、本連載1回目（16ページ）でつぶやいている「やりたいこと」のほとんどが実行できているからです。しかも、私の病院だけではなく、ほかの病院や地域でも同じような取り組みをしているという話も届くので、「世の中って、変わるんだ！」と実感します。

なかでも、看護管理者の変化は大きいと思います。まだまだ少数派かもしれませんが、看護管理者自身が訪問看護体験に行ったり、「地域の病院や施設の看護管理者が出会う場をつくっています」と話す看護管理者に出会えると、仲間が増えたと、とてもうれしくなります。確実に、「病院と地域を看護でつなごう」と考える看護管理者が増えていると思います。

このような看護管理者の下には、患者さんの地域での暮らしを取り戻していく看護にやりがいを感じる看護師が育っていきます。新卒時から訪問看護をめざす看護師が増え、その看護師を先輩看護師が地域の中で育んでいます。一方、病院から訪問看護や施設看護に場所を変え、新たな場所での看護の魅力を発見した看護師もいます。

病院と地域をつなぐ中には、いろいろな工夫や気づきがあり、それを連載に書きながら、次へのアイデアが湧くこともありました。訪問看護体験や病院と地域で一緒に話し合う機会などは繰り返し紹介していますが、そのたびごとに広がりや深まりがあります。

こうして考えると、「看護は看護とつながることで、創造的で想像以上の喜びがあるのだ」と感じます。私は、この楽しさをもっとたくさんの人に伝えたいのです。

病院の看護師さん、そして訪問看護師さんへ

病院の看護師さん！　皆さんの前にいる患者さんや家族は、住み慣れた場所で暮らしてきて、そこに戻っていく人たちです。だから、暮らしの場所に戻った安心や安らぎを、皆さん自身がその目で見てみてください。そうすれば、連載で紹介してきた茨城県立中央病院や笠間地域で起きた変化を、皆さんのところでもきっと起こすことができるでしょう。

病院は地域の人々にとっては頼りになる安心な存在です。病院で働くことは、それだけで地域の役に立っているのです。普段はそんなふうに思えなくても、「〇〇号室の患者さん」だったAさんが、「〇丁目のAさん」に戻ったあの笑顔を見れば、「病院で看護をすることは患者さん

や家族の笑顔を取り戻すことだ」と、皆さん自身も看護のやりがいを再発見できると思います。

一方、訪問看護師さん！　「訪問看護ステーションは看看連携の発信元だ」と、訪問看護師さん自身が思えば、地域全体が変わっていくのです。特に訪問看護ステーションの管理者には、地域の病院の看護管理者に必ず会って欲しいと思います。訪問看護師は知らない人の家に行っても、すぐに仲よくなれる高いコミュニケーションスキルがあるはず。どうぞそれを使ってください！　皆さんと関係を深めたい病院看護管理者が、意外と近くにいると思います。

＊

今回、連載を書籍化するに当たり、連載開始前から私の考えや取り組みに関心を持ち続け、支えてくださった編集の望月正敏さんと、実物より可愛く、でも行動は実物そっくりな局長が登場するマンガを描いてくださった狐丸（旧名：あざみ）さんに、心から感謝申し上げます。

最後に一言。私の病院に来てくださった方々は、「看護師が明るい」「看護がとっても好きそう」「看護師を大切にしている」という感想を話されます。だって、患者さんの力になりたいという仲間が地域にたくさんいることを知っているのですもの。みんなで助け合えば前に進めると、思っているのですもの。

病院と地域は〝看護〟でつながります！

角田　直枝

COMMUNITY CARE *Special*

病院《びょういん》と地域《ちいき》を“看護《かんご》”がつなぐ
ナースだからこそできること

2019年9月30日　第1版第1刷発行　〈検印省略〉

編　集　角田直枝《かくたなおえ》

発　行　株式会社 日本看護協会出版会

〒150-0001 東京都渋谷区神宮前5-8-2 日本看護協会ビル4階

〈注文・問合せ／書店窓口〉TEL/0436-23-3271　FAX/0436-23-3272

〈編集〉TEL/03-5319-7171　http://www.jnapc.co.jp

マンガ　狐丸

装　丁　新井田清輝

印　刷　三報社印刷株式会社

ISBN 978-4-8180-2213-3